バーコード／RFIDの活用と医療DX

監修：美代　賢吾
編集：一般社団法人 医療材料統合流通研究会

篠原出版新社

巻頭言

　2022年の経済財政運営と改革の基本方針、いわゆる骨太方針では、これまでまったく触れられてこなかった「医療DX」が大きく取り上げられました。全国医療情報プラットフォーム、電子カルテ情報等の標準化、診療報酬改定DXを3本の柱として、デジタルの活用による医療の変革が謳われています。そして、その具体的な取り組みとして「医療DX令和ビジョン2030」が策定され、2030年に向けての医療のデジタル化や医療DXを推進するための様々な施策が打ち出されています。

　医療の情報化の始まりは、1970年代の医事会計システムの導入に遡ります。そこから、1980年代半ばの医師の指示をコンピュータに入力するオーダエントリシステムの開発を経て、2000年以降、電子カルテの普及が進みました。これまでの情報化は、既存の紙の記録をコンピュータ記録に置き換えることで進んできましたが、昨今の医療DXが目指すところは、ここから大きく飛躍し、デジタルによる医療そのものの変革です。

　デジタルによる変革と言っても、医療現場はデジタル世界ではなく、現実世界に存在します。したがって、医療DXを進めるには、現実世界とデジタルの世界をつなげる必要があります。医薬品、医療機器や医療材料というモノをデジタルの世界に写し替え、その情報を効果的、効率的に処理することでDXが実現できます。実在のモノをどのようにデジタル世界につなげるのでしょうか。その役割を担うものがGS1バーコードであり、RFID（電子タグ）です。

　GS1バーコードやRFIDを読み取ることで、どのような医薬品、医療機器が、どこからどこに移動し、いつどの患者に使用されたかというトレーサビリティ情報を蓄積できます。これは物品・物流管理の負担軽減、適正な診療報酬請求に加え、どのロットが誰に使われたかという医療安全の確保にも使えます。さらに物品の使用情報と患者の症状を組み合わせれば、医薬品や医療機器の効果や副作用を検出できるかもしれません。市販後調査や、もしかしたら新たな製品の開発など、医薬品、医療機器開発のイノベーションにつながる可能性もあるでしょう。

　2022年12月の医薬品、医療機器へのバーコード表示の義務化により、現在、あらゆる医薬品、医療機器にGS1バーコードが貼付されるようになりました。さらに、最近では企業自身が自社の製品管理のために、GS1標準のRFIDの貼付を始める事例もあり、それをそのまま医療現場でも活用できるようになってきました。これまで、一部の先進的な医療機関で行われていた、GS1バーコードやRFIDの取り組みが、今後多くの医療機関でも利活用できる環境が急速に整いつつあります。

　本書は、医療DXの一環として、これからバーコード、RFIDの活用を始めてみたい、という医療機関に向けた内容で構成されています。バーコードやRFIDを理解するための基礎的な内容から、病院に実際に導入する際の考え方や工夫、そして先進的な事例紹介も含めています。本来は、これらの機能の大部分は、電子カルテの標準機能として組み込まれている必要もあるでしょう。そのために、電子カルテ調達の仕様書の作成にも使える、仕様書の記載事例も掲載しました。本書を活用することで、より多くの医療機関で、診療現場の負担が軽減し、患者の医療安全がいっそう確保されることを願います。加えて、GS1標準という標準コードで蓄積されるトレーサビリティデータが施設横断的に活用され、医薬品、医療機器開発のイノベーションを通じ、未来の医療に貢献する世界を皆様と共に夢見ることができれば幸いです。

国立国際医療研究センター
医療情報基盤センター長
美代　賢吾

著者一覧

監修者:

美代　賢吾　国立国際医療研究センター 医療情報基盤センター センター長
　　　　　　東京大学大学院医学系研究科 医療 AI・デジタルツイン開発学 特任教授

著　者:

新垣　淑仁　保健医療福祉情報システム工業会（JAHIS）

稲場　彩紀　（一財）流通システム開発センター（GS1 Japan）ソリューション第 1 部

井上　貴宏　保健医療福祉情報システム工業会（JAHIS）

植村　康一　（一財）流通システム開発センター（GS1 Japan）ソリューション
　　　　　　第 1 部 部長

大畑　卓也　日本医療機器産業連合会（医機連）UDI 委員会

大原　　信　筑波大学 医学医療系 医療情報マネジメント学 教授

折井　孝男　東京医療保健大学大学院 臨床教授

笠松　眞吾　福井大学 学術研究院医学系部門救急講座 特命助教

河合　誠雄　米国医療機器・IVD 工業会（AMDD）

菊地　公明　日本 SPD 協議会 専務理事

国分　雅広　サンメディックス株式会社

後藤　孝周　保健医療福祉情報システム工業会（JAHIS）

島田　正司　小西医療器株式会社 取締役 ソリューション事業本部
　　　　　　常務取締役ソリューション事業本部長

白石　裕雄　日本自動認識システム協会（JAISA）

高橋　弘充　東京医科歯科大学病院

武田　理宏　大阪大学 医療情報部 教授

田尻　　裕　医療材料統合流通研究会

東條　義彦　日本自動認識システム協会（JAISA）

友澤　洋史　保健医療福祉情報システム工業会（JAHIS）

原山　秀一　日本医療機器テクノロジー協会（MTJAPAN）流通委員会

藤田　英雄　自治医科大学附属さいたま医療センター 循環器内科教授

宮地　秀之　小西医療器株式会社 ソリューション事業本部
　　　　　　ソリューション事業本部次長

美代　賢吾　国立国際医療研究センター 医療情報基盤センター センター長

渡邉　　勝　宮城県立こども病院 診療情報室 診療情報管理士

（五十音順、敬称略）

目　次

第Ⅲ章　医療機関での効果的な医療物流 DX 実践

Ⅲ－1. 医療機関で活用するためのバーコードリーダーの評価　（美代賢吾）

第 I 章
医療用バーコード、医療用 RFID の概要

Ⅰ - 1
医薬品、医療機器と
バーコード

1. 医薬品、医療機器に表示され始めたバーコード

　スーパーやコンビニなどで販売される商品のほとんどすべてにバーコードが貼付され、レジではそれを読み取って会計を行うことは、今や一般的な流れというか自然な風景になっています。一般の商品に表示されているバーコードは、物品の流通や販売での利用を前提にして活用されています。医薬品や医療機器においても、外箱や中箱と呼ばれる流通で使用される荷姿では、バーコードが利用され、医薬品、医療機器の流通や販売の目的で従来からもメーカーやディーラーで活用されてきました。

　そして、ここ最近では、医療現場に近いところや患者さんに近いところでもバーコードが目に付くようになってきました。例えば、いつのまにか医薬品の PTP シートにバーコードが印刷されていることに気づかれた方も多いと思います（**図 1-1**）。医薬品は PTP シート単位では流通しませんので、このバーコードは、流通過程で使用するためのものではありません。これは、箱から取り出して、PTP シートとして利用される場面、つまり、医療機関の中での活用を意図したものになります。つまり、医療機関の中での業務の効率化や医療安全に活用されることが期待されています。もちろん、PTP シートだけでなく、特定生物由来製品、生物由来製

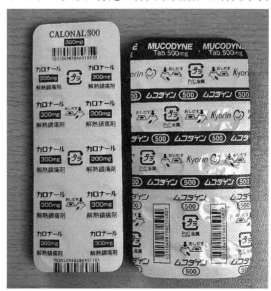

図 1-1

品や注射剤にはもっと前からバーコードが貼付されていました。

これらのバーコードも医薬品のトレーサビリティ（追跡可能性）の確保や医療機関で使用する際の医療安全を目的としています。その流れがここ数年非常に広く大きくなってきているのです。

2. 医療分野で利用されるバーコードの目的と種類

何故、バーコードを用いるのでしょうか。これは、商品を正確に特定するためです。商品名を文字入力してシステムに登録する場合は、文字の変換ミスや入力内容の揺れが生じます。そこで、コードで入力するわけですが、コードは数字（時に英字と記号も）の羅列で人間が入力するには苦痛でしかありません。そこで、バーコードという、機械（コンピュータ）が容易に読み取ることのできる仕組みで商品を特定し、それに紐づけられたデータ（商品名、規格、製造会社名、価格情報、診療点数情報など）を用いて様々な処理を行います。医薬品の誤認防止

や、診療報酬請求業務の適正化、発注納品業務の効率化に活用することが出来ます。

医薬品や医療機器に表示されているバーコードは、どのような規格のバーコードでしょうか。バーコード表示には様々な規格がありますが、厚生労働省は、国際的な整合性とこれまでの普及状況から、GS1 バーコードを使うことを通知しています。GS1（ジーエスワン）という言葉は聞いたことが無くとも、もしかしたら JAN コードという言葉はご存知かもしれません。JAN コードは、実は GS1 標準の一部になっているのです。正確には今は、GTIN（Global Trade Item Number）と呼ばれています。

JAN コードは、商品を国際的に一意に特定するコードですが、GS1 標準にはこれに加えて、有効期限やロット番号をバーコード記載するための規格や、世界中で唯一特定の場所を指し示す GLN（Global Location Number）という規格も決めています。これらを活用することで、様々な自動化技術の恩恵を医療機関も受けることが出来ます。ぜひとも本書で、GS1 標準の基礎的な知識、また GTIN、GLN といったキーワードを覚えていただけると幸いです。

表 1-1　医療機器及び体外診断用医薬品のバーコード表示

医療機器等の種類	販売包装（最小販売単位）			個装（直接包装単位）		
	商品コード	有効・使用期限	ロット番号又はシリアル番号	商品コード	有効・使用期限	ロット番号又はシリアル番号
特定保険医療材料	●	●	●	◎	◎	◎
高度管理医療機器等（特定保守管理医療機器を含む）	●	●	●	○	○	○
その他の医療機器	●	●	●	○	○	○
医療機器以外の消耗材料	◎	○	○	○	○	○
対外診断用医薬品	●	●	●	○	○	○

「●」は法に基づき必ず表示するもの（必須表示）、「◎」は通知に基づき表示が求められるもの、「○」は表示を企業の自主的な判断に委ねるもの（任意表示とする。符号の表示が困難な製品、家庭用医療機器などについては、符号の記載については特例措置。

出典：ＧＳ１ヘルスケアジャパン協議会オープンセミナー 2023 厚生労働省発表資料より

3. さらに広がるバーコード、そして RFID という新しい技術

厚生労働省の通知から始まった、医薬品、医療機器へのバーコード貼付ですが、薬機法の改正により、法的な義務となりました。すでに多くの医薬品は対応を終えており、医療機器がどのような対応になっていくのかが焦点となっていましたが、2022 年 12 月には、次のような形での医療機器へのバーコード表示が義務化されました（表 1-1）。

医薬品、医療機器へのバーコード表示を、努力義務から法的な義務へと対応を進めたことにより、 様々なサービスも実現しています。その一つが添文ナビです。医薬品や医療機器のバーコードを読むことで、添付文書がスマートフォンで確認できます（図 1-2）。今後も医薬品、医療機器にバーコード が貼付されていることを前提として、様々なサービスや便利機能が開発されていくでしょう。医療機関の中で

もこの環境を積極的に活用していき、さらなる医療安全や業務改善に役立てることが期待されます。

さらに最近では、RFID（Radio Frequency IDentification）という技術も、医療機関の中で活用されつつあります。バーコードは光によって情報を読み取る仕組みですが、RFID は電波によって情報を読み取る仕組みです。バーコードと比べた利点は、一度に複数の物品を読み取ることが出来ること、遮蔽物があっても読み取ることが出来ることなどが挙げられます。例えば、物品の準備をする際に、一つ一つの物品をバーコードで読み取らなくても、RFID で一度に読み取るということが可能になります。また、患者用リストバンドを RFID 対応にすれば、真夜中に布団の中で寝ている患者さんを布団から手を出さずに、そのまま布団の上から識別することもできます。

ただし欠点は、電波を受信するアンテナや情報を格納する IC チップが必要な RFID タグは、

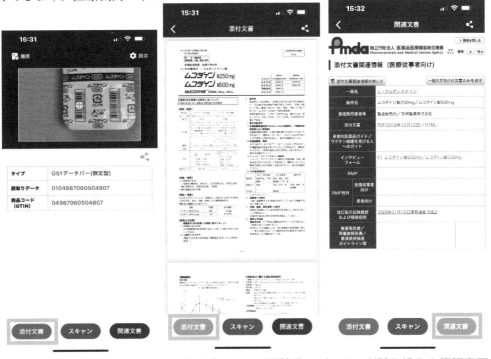

図 1-2　添文ナビアプリによる医薬品のバーコード読み込みと情報表示

印刷費用だけで済むバーコードに比べ高価な点です。それでも現在、RFID タグの価格は下がってきていますし、使い道を熟慮すればたいへん便利に活用できます。本書では、RFID の基礎的な仕組みから、先進的な医療機関での事例も掲載しています。ぜひ参考にしてください。

その昔、患者にバーコードを付けるなんてとんでもないという意見も多い時代もありました。しかし、バーコード付きのリストバンドは、今では多くの病院での患者確認に利用されています。点滴・注射を行う際の医薬品、患者、医療者のバーコード 3 点チェックは、人間のエラーを回避し、医療安全を確保するための仕組みとして広く認知されるようになりました。バーコードは、医療機関ではすでになじみのあるものとして活用されています。これを医薬品、医療機器へと、その利活用範囲を広げ、GS1 標準を活用することで生まれる新しい医療の実現を、ぜひみなさまと進めていきたいと思います。

(美代 賢吾)

■ コラム①

添文ナビ®（てんぶんなび）

2019 年 12 月に改定された薬機法（医薬品、医療機器等の品質、有効性及び安全性の確保等に関する法律）により、医療用医薬品、医療機器の添付文書の電子化が進められることになり、電子化された添付文書（電子添文）を、PMDA（独立行政法人医薬品医療機器総合機構）のホームページで確認できるようなりました。この措置により、常に最新の情報を閲覧できるようになるとともに、紙の添付文書の同梱は行われなくなります。

添付文書は頻繁に更新されるため、紙の添付文書では流通過程や、医療施設での保管過程で情報が古くなることがあります。医療安全の向上のために、常に最新の情報を電子的に確認できるという体制が整えられているのです。

この薬機法改正では、電子添文にアクセスするための符号（バーコード）を表示することが義務化されました。この電子添文アクセス用のバーコードには、従来表示が進められてきた GS1 バーコードをそのまま使用することとなり、この読取とアクセスを容易にするために開発されたアプリが添文ナビです。

添文ナビは、GS1 Japan が、日本製薬団体連合会、（一社）医療機器産業連合会とともに開発した医療従事者向けの無料のモバイル端末用アプリで、スマートフォンやタブレットにインストールする

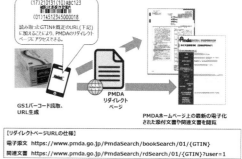

添文ナビによるPMDAホームページ上の電子添文閲覧の仕組み

ことで利用できます。

国内で用いられる医療用医薬品、医療機器、体外診断用医薬品、再生医療等製品に表示された GS1 バーコードを読み取ると、PMDA のリダイレクトページを経由して、当該製品の電子添付や関連文書を閲覧することができます。2021 年 4 月から公開されており、公開後 1 年間で 35 万ダウンロードを超える利用となっています。

添文ナビ®
App StoreあるいはGoogle Playからダウンロードできる

I - 2

GS1 標準と
GS1 バーコードの基本

1. GS1 の概要

　GS1（ジーエスワン）は、世界の 110 以上の国と地域の代表機関によって構成される、サプライチェーンにおける効率化と可視化などのための流通情報の標準化を推進する国際的な組織です。日本からは、（一財）流通システム開発センター（GS1 Japan）が、日本の代表機関として GS1 に加盟しています。

　GS1 が規定している GTIN をはじめとした識別コードやバーコードの基準は、GS1 標準と呼ばれ、サプライチェーンにおける国際標準として、世界のほとんどの国と地域で利用されています。

　現在、国内外において医療用医薬品や医療機器等の識別のために、GS1 標準を利用したバーコード表示が進められていますが、これは GS1 標準のコード体系とバーコードが、すでに世界中で使用されていることに加えて、製品の固有識別性に優れているためです。

2. GS1 標準のコード体系

(1) GS1 事業者コード

　GS1 標準のコード体系の特徴は、GS1 加盟組織が共通の認識によって管理・運営している GS1 事業者コード（GS1 Company Prefix）を用いて、世界で唯一、商品識別や場所識別のための番号を設定できることです。GS1 事業者コードは、GS1 加盟組織ごとに発番する範囲が決められています。例えば、GS1 Japan では 450 ～ 459 および 490 ～ 499 で始まるコードを発番します。そして、この GS1 事業者コードに、数字やアルファベットを加えて、モノや場所、資産など様々な対象を識別するためのコード（GS1 識別コード）を設定する仕組みになっています（**図 2-1**）。中でも、最もよく利用されているのが、商品識別のための GTIN（ジーティン：Global Trade Item Number）です。

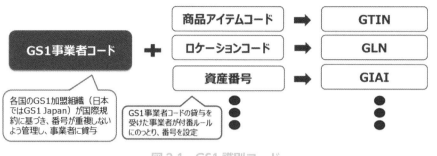

図 2-1　GS1 識別コード

GS1 事業者コードに数字、アルファベットを加えることにより、商品識別コード（GTIN）、企業・事業所識別コード（GLN）、資産管理識別コード（GIAI）などの GS1 識別コードを作成することができる。GS1 識別コードは 2022 年 2 月現在、12 種類存在する。

(2) GTIN (Global Trade Item Number: ジーティン)

　GTIN は、GS1 により標準化された国際標準の商品識別コードです。GTIN には桁数の違いにより、GTIN-8、GTIN-12、GTIN-13、GTIN-14 の 4 種類があります。その中で、医療用医薬品や医療機器に利用されているのは、GTIN-12、GTIN-13 と GTIN-14 です[*1]。GTIN-12 は主に北米の事業者が設定するコードであるため、日本の事業者が GTIN を設定する場合は原則 GTIN-13 か GTIN-14 となります（図 2-2）。

　GTIN-13 は、GS1 事業者コード、商品アイテムコード、チェックデジットで構成される 13 桁のコードです。GTIN-14 は基本的には GTIN-13 が設定された同じ商品を複数個梱包した集合包装に表示されるコードで、GTIN-13 の前にインジケータと呼ばれる 1 ～ 8 の数字を加えて 14 桁とします[*2]。この際、チェックデジットは再計算が必要となります。

　多くの商品は階層構造（中箱や外箱）を持っていますが、GTIN を設定する場合、最初に GTIN-13（北米の場合、GTIN-12）を設定します。GTIN-13 の設定対象は最小の販売単位とすることが基本ですが、医療機器等では POS を通る一般消費財のように最小販売単位が明確でないため、ブランドオーナー（GTIN の設定事業者）により対応が異なり

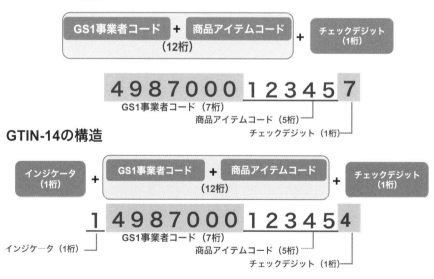

図 2-2　GTIN の設定例（7 桁の GS1 事業者コードの場合）

GS1 Japan が発番する GS1 事業者コードは 7 桁、9 桁、10 桁のいずれかであるが、国によって異なる長さの GS1 事業者コードが発番されている。ただし、GS1 事業者コードと商品アイテムコードを合わせると必ず 12 桁となる。GTIN-14 は GTIN-13 を基に設定する。

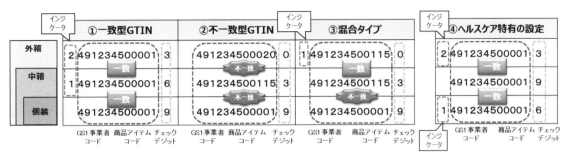

図 2-3　階層構造への GTIN 設定例

①一致型 GTIN：集合包装に GTIN-14 を用いるもので、階層中の包装単位の「GS1 事業者コードと商品アイテムコード部分」がすべて一致する。国内で最も一般的な GTIN 設定方法。

②不一致型 GTIN：集合包装に対して GTIN-14 を用いず、すべてを異なる GTIN-13 で設定する。階層中の包装単位の商品アイテムコードが一致しない。

③混合タイプ：上記①と②が混じったもの。

④ヘルスケア特有の設定：GTIN-13 を設定した単位の下層に GTIN-14 を設定する規制ヘルスケア製品のみに認められた GTIN 設定方法。

ます。GTIN-13 と GTIN-14 を用いたコード設定例を図 2-3 に示します。国内では、集合包装に GTIN-14 を用いて、階層構造中の GTIN の商品アイテムコード部分を一致させる「一致型」と呼ばれる設定方法が一般的ですが、GTIN-13 のみを用い、商品アイテムコードをそれぞれの包装ごとに変更する「不一致型」で設定することも可能です。

なお、GTIN-14 を用いる場合は、その元となった GTIN-13 とは異なるコード（異なる GTIN）として取り扱わなければならなりません。商品アイテムコードが同じであっても識別している対象が異なることに留意し、データベース上で紐づけして両者の関係性を保持しておくことが重要です。

*1　GTIN-8 は POS を通る小型商品に利用されるコードであり、医療製品では基本的に使用されない。国内では GTIN-8 と GTIN-13 を JAN コードとも呼んでいる。

*2　インジケータの数字には意味はなく、GTIN-14 を設定する事業者の判断で 1 ～ 8 の数字を使用できる。

一般消費財では GTIN-13 を設定した同じ商品が複数個入った中箱や、流通用段ボールケースに GTIN-14 を設定して利用します。しかし、医療機器などの場合は、より下層の製品、例えば、GTIN-13 を設定した箱の中に同じ製品が複数個ある場合などに、内容物側への GTIN-14 の設定も可能となっています（図 2-3　④ヘルスケア特有の設定）。図 2-3 に示すように GTIN の設定にはいくつかのパターンがあり、複雑な印象を受けるかもしれません。しかし、いずれのパターンでも、絶対に番号が重複しないようになっているため、使用者側は、単純に

14桁フォーマットで利用

	14桁フォーマットで利用	
GTIN-8	000000	45500008
GTIN-12	00	614141012345
GTIN-13	0	4512345000035
GTIN-14		14512345000032

図 2-4　14 桁フォーマットでの GTIN 利用例

GTIN を 14 桁のフォーマットとして表示する場合、GTIN-8、GTIN-12、GTIN-13 は、先頭に 0（表中赤字：リーディングゼロ）を足して 14 桁とすることが定められている。14 桁フォーマットとしても、GTIN-8、GTIN-12、GTIN-13 の呼称は変わらない。

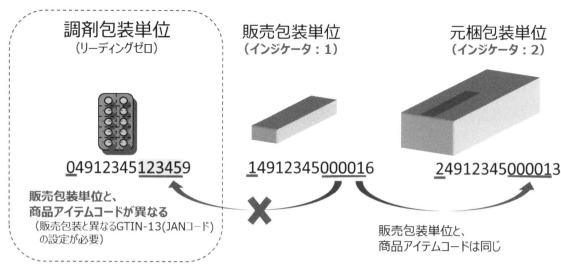

図 2-5　日本の医療用医薬品への商品コード（GTIN）設定例

「包装が異なれば、異なる GTIN が設定されている」と考えて利用して問題はありません。なお、後述する GS1-128 シンボルや GS1 データバーなどのバーコードには、GTIN は必ず 14 桁のフォーマット（図 2-4）で表示されています。読み取り側のシステム設計を行う際には、GTIN のデータフィールドを 14 桁としておくことが必要です。

(3) GTIN 設定に関する国内医薬品の特殊事情

GS1 が定めるコード設定では GTIN-13 を商品の販売単位に設定するのが基本であり、階層構造を持つ商品群の設定の場合にのみ GTIN-14 を設定します。その場合、インジケータは 1 ～ 8 の数字のうち好きなものを使用することができます。

しかし、国内の医療用医薬品では、販売包装単位、元梱包装単位に設定される GTIN-14 は、GTIN-13 が表面上（階層構造上）存在しない状態で表示されています。また、インジケータは、販売包装単位には "1" を、元梱包装単位には "2" を利用することが決められており、さらに、調剤包装単位には、販売包装単位と元梱包装単位とは異なる商品アイテムコードで GTIN-13 を設定する必要があります（図 2-5）。この取り決めは厚生労働省の通知によって定められた日本独自のものです。

(4) 有効期限日、ロット番号等の属性情報

GS1 標準のバーコードには GTIN などの識別コードに加え、有効期限日やロット番号の属性情報を表示することができるものがありますが、その場合、データとして使用できる文字は、数字、ローマンアルファベットと下記の 20 種類の記号のみです。それ以外の文字や記号を使用することはできません（図 2-6）。

データは GS1 アプリケーション識別子（AI）と呼ばれる 2 ～ 4 桁の数字とともに利用するこ

① 数字 (0 ～ 9)
② アルファベット
③ 右に示す記号

!	"	%	&	'	(	)	*	+	,
-	/	.	:	;	<	>	=	?	_

図 2-6　GS1 標準でデータに利用することができる記号の種類

表 2-1　医療用医薬品や医療機器等に利用される主な GS1 アプリケーション識別子（AI）

AI	データ項目	フォーマット	桁数
01	商品識別コード（GTIN）	01＋N14	14 桁の既定固定長
10	バッチまたはロット番号	11＋X...20	20 桁までの可変長
11	製造年月日	11＋N6	6 桁の既定固定長
17	有効期限日	17＋N6	6 桁の既定固定長
21	シリアル番号	21＋X...20	20 桁までの可変長
30	数量	30＋N...8	8 桁までの可変長
7003	有効期限（日時分）	7003＋N10	10 桁の固定長
8012	ソフトウェアのバージョン番号	8012＋X...20	20 桁までの可変長

● N は数字（0 〜 9）を示す。
● X は数字、ローマンアルファベット、記号が利用可能であることを示す。
● N や X の後の数字はデータの桁数（長さ）を示す。
　例① N2：数字 2 桁による固定長
　例② X...20：数字、ローマンアルファベット、記号が利用できる最大 20 桁の可変長
● AI7003 は固定長データであるが、可変長データ扱いとなり、バーコードに表示するデータ順が最後でない場合は、データの終わりを示す区切り文字（FNC1）が必要である（詳細は 4. バーコード読み取りデータとデータ送信）。

とが決められています。AI は各データ項目の桁数や使用できるデータが数字のみか、記号まで含むかなどを規定しています。現在、約 120 の AI が定められていますが、医薬品や医療機器に主に利用されているものは、GTIN、有効期限日、ロット番号、シリアル番号などです（表 2-1）。AI で示すデータには、桁数が決められている固定長と、決められていない可変長があります。さらに固定長には、データの区切りを示す制御記号を必要としないもの（既定固定長）があります（制御記号の詳細は 4. バーコード読み取りデータとデータ送信参照）。国や地域の規制あるいは業界の取り決めで表示項目が決められることも多いですが、基本的には、データの順番も含めて企業の裁量で使用することが可能です。そのため、利用者側が必要な情報を抽出して利用できるよう、GS1 標準を理解してシステム設計をすることが重要です。

なお、AI によっては組み合わせが必須であるものや、組み合わせを禁じているものもありますので、表示する際には注意が必要です（詳細は「GS1 総合仕様書」参照）。

属性情報の表示や表示順は原則企業の裁量範囲ですが、規制対象の医療製品に関しては多くの国で、使用する属性情報をある程度規定していることが多いです。特に、日本の医療用医薬品は、厚生労働省の通知により、表示するデータと順番が決められていますので注意してください（表 2-2）。なお、数量（AI30）は、不定貫商品に使用するものであり、定貫商品には使用しませんが、厚生労働省の通知により医療用医薬品の元梱包装については、使用することが決められています。そのためシステム側では、AI30 が入った表示を読み取っても、エラーとならないようにシステムを設計しておくことが必要です。

表 2-2　日本の医療用医薬品にバーコード表示されているデータ項目と AI

データ項目	表記順	AI
商品コード（GTIN）	1	01
有効期限	2	17 又は 7003
数量	3	30
製造番号又は製造記号	4	10 又は 21

数量は元梱包装にのみ表示する。入数を表す AI30 は、不定貫商品（計量用商品）で利用する AI であり、医薬品のような定貫商品には利用しない。しかし、国内の医療用医薬品では厚生労働省の通知により使用が定められている。

3. GS1 標準のバーコード

GS1 が標準化しているバーコード（以下、GS1 バーコード）は、POS で利用される商品に表示されている JAN シンボル（EAN/UPC シンボル）を始めとして 10 種類以上あります。これらのうち、国内の医療用医薬品および医療機器等に使用することが定められているものを図 2-7 に示します。

医療用医薬品の調剤包装単位と販売包装単位には、GS1 データバー（GS1 データバー限定型あるいは二層型）が使用されており、有効期限とロット番号も表示する場合には 2 次元シンボルである CC-A を組み合わせた GS1 デー

タバー合成シンボルが用いられます。また、元梱包装単位には GS1-128 シンボルが表示されます。

医療機器等に表示されている GS1 バーコードは、GS1-128 シンボルあるいは GS1 データマトリックスです。国内では主に GS1-128 シンボルが使用されてきましたが、表示面積が小さい場合には GS1 データマトリックスを表示する例も増えており、また海外では GS1 データマトリックスが好んで使われるようになっています。

GS1 データバー合成シンボルや GS1 データマトリックスの読み取りには、二次元バーコードリーダが必要であることに注意が必要です。

図 2-7　日本の医療用医薬品と医療機器等に使用される GS1 バーコード

4. バーコード読み取りデータと データ送信

　GS1 バーコードをバーコードリーダで読み取った後、そのデータ列を部門システムや電子カルテなどの上位システムで処理する必要があります。一般的にはバーコードリーダからの情報は、バーコードの種類を表すシンボル体系識別子とともにひと繋がりのデータとして出力されます。図 2-8 に GS1-128 シンボルを読み取った例を示します。この例では、バーコードに GTIN、有効期限、ロット番号、シリアル番号が表示されており、それらが AI とともに読み取られています。これらのデータの内、GTIN（AI01）と有効期限（AI17）は既定固定長です。そのため、GTIN、有効期限、ロット番号まではデータが AI を含んで単に繋がっているだけです。しかし、ロット番号は 20 桁以内の可変長データであるため、このデータが最終データでない限り、どこまでがロット番号かわからなくなります。そのため、次のデータであるシリアル番号（AI21）との間に、FNC1 というデータ区切りのための制御記号がバーコード上に入れられています。データ区切りの FNC1 は、通常、送信データとしては〈GS〉というデータセパレータに変換されて上位システムに伝送されます。

　なお FNC1 には GS1 バーコードであることを示すために先頭に表示する FNC1 と、データの区切りとしての FNC1 の 2 種類があります。先頭の FNC1 はシンボル体系識別子として処理されます。図 2-8 の例では先頭の]C1 がシンボル体系識別子であり、読み取ったバーコードが GS1-128 シンボルであることを示しています。 また、バーコードの下などに表示する文字データ（目視可能文字）は、AI 部分を括弧（ ）で囲んで表記する決まりとなっていますが、この括弧はバーコードには表現されていないことに注意が必要です。

　データを受信した上位システムにおいて、必要な情報を切り出し、目的に合わせて利用します。なお、バーコードリーダによっては、上位システムに合わせて出力方式を変更できる機能を備えているものもあります。

5. 医療機関における様々な GS1 識別コードの利用

　医療用医薬品、医療機器共に多くの製品に GTIN が設定され、GS1 バーコードがソースマーキングされるようになりました。一方で、院内製剤や、ソースマーキングされていない機器や材料、場所や人などを識別するために、医療機関が GS1 標準を用いてコードを設定することも可能です。同様に、メーカー以外の卸売業者や物流業者などが自らの資産の管理や物流用のパレット、混載品などの識別を行うこともできます。GS1 は 12 種類の GS1 識別コードを用意していますが、ここでは、医療機関で設

例 1.　]C101049123456789111721021510ABCD1001 < GS > 21173421

図 2-8 GS1 バーコードとバーコードリーダでの送信データ例

表 2-3　医療機関自らが GS1 識別コードを設定する場合の利用例

GS1 識別コード		AI	識別対象の例
GTIN （ジーティン）	Global Trade Item Number 商品識別コード	01	院内製剤など
GLN （ジーエルエヌ）	Global Location Number 企業・事業所識別コード	410-417	院内の各課、手術室、病棟、棚など
SSCC （エスエスシーシー）	Serial Shipping Container Code 出荷梱包シリアル番号	00	物流用の出荷梱包、パレット、混載品など
GRAI （ジーアールエーアイ）	Global Returnable Asset Identifier リターナブル資産識別番号	8003	リターナブルな資産（カゴ台車、折り畳みコンテナ、貸出用滅菌トレイ）など
GIAI （ジーアイエーアイ）	Global Individual Asset Identifier 資産管理識別番号	8004	各種資産、レンタル・リース品、手術用具など
GSRN （ジーエスアールエヌ）	Global Servise Relation Number サービス提供者識別番号 サービス受益者識別番号	8017 8018	医療従事者や病院などのサービスの提供者およびそのサービスの利用者である患者など
GDTI （ジーディーティーアイ）	Global Document Type Identifier 商品識別コード	253	カルテや各種書類など

定することが考えられる 7 つの GS1 識別コードについて説明します。医療機関側のシステムでは、必要に応じてこれらの識別コードが使えるように設計されていることが望ましいでしょう。

　なお、医療機関がこれらの GS1 識別コードを設定する場合は、医療機関として GS1 事業者コードを取得することが必要です。GS1 事業者コードの取得に関しては、第 3 章「医療機関の GS1 事業者コードの取得」を参照してください。

(1) GTIN（Global Trade Item Number）

　医療機関の GS1 事業者コードを利用して GTIN を設定する場合も、AI は 01 を使用します(＊3)。医療機関内で使用する場合、厚生労働省の通知で定められている国内特有のルール

に、必ずしも準拠する必要はありません。安全性確保やトレーサビリティを考慮して、ロット番号やシリアル番号、可能であれば有効期限あるいは製造日などをバーコード表示しておく方が望ましいでしょう。バーコード表示は GS1 データバーや合成シンボルを用いてもよいのですが、GS1 データマトリックスや GS1-128 シンボルで表示した方が印字は容易です。

(2) GLN（Global Location Number）

　GLN は、GS1 事業者コード、ロケーションコード、チェックデジットの数字 13 桁で構成される、事業者や様々な場所を表すためのコードです（図 2-9）。

　GLN は AI を変えることにより様々な目的に利用できますが、手術室や病棟などの場所を特定する目的としては、物理的なロケーション

図 2-9　GLN のコード構成
GS1 事業者コード、ロケーションコード、チェックデジットを合わせて 13 桁の数字で設定する。

を表す AI（414）を利用します。GLN を表すデータフォーマットはいずれの AI の場合も 13 桁ですが、既定固定長ではないため可変長扱いとする必要があります（第 4 章を参照）。なお、AI（414）は、GLN 拡張フィールド（AI（254）: 20 桁以内の英数記号が利用可能）を加えて、さらに細分化した識別を行うことも可能です。バーコード表示は GS1-128 シンボル、GS1 データマトリックスなどを使用します。

＊3　GTIN の設定は商品のブランドオーナーが行うルールとなっている。そのため、この章での GTIN 設定は、医療機関自身がブランドオーナーにあたる製品（院内製剤など）を対象としている。GTIN の表示が無いメーカー等の既製品に、医療機関がバーコード表示を行う場合は、GIAI（本章 5. GIAI（Global Individual Asset Identifier）参照）の利用を推奨する。

● AI（410）: 出荷先（納品先）コードとして使用する GLN
　　商品が納入されるロケーションを示す場合に用いる。

● AI（411）: 請求先コードとして使用する GLN
　　請求先のロケーションを示す場合に用いる。

● AI（412）: 商品仕入れ先コードとして使用する GLN
　　製品またはサービスを購入した仕入先企業のロケーションを示す場合に用いる。

● AI（413）: 最終納品先コードとして使用する GLN
　　荷受人が、商品の納品先を更に細分化した最終納品ロケーションを示す場合に用いる。

● AI（414）: 物理的なロケーションを表すコードとして使用する GLN
　　部屋やベッドの位置、倉庫などの物理的なロケーションを示す場合に用いる。常に多数の物理的ロケーションを識別する GLN が必要とされる場合（例: 大規模な保管庫にあるすべての棚の位置を識別する場合など）には、AI（254）: GLN 拡張フィールドを組み合わせて使用することも可能とされている。

● AI（415）: 請求書発行者（支払先）コードとして使用する GLN
　　請求書発効者（支払先）を示す場合に用いる。AI（8020）: 支払伝票番号と組み合わせて用いる必要がある。

● AI（416）: 生産されたロケーションまたはサービスが実施されたロケーションの GLN

● AI（417）: 事業者（法人、団体、個人事業主など）や、部門（経理部、人事部など）を識別 する GLN

(3) SSCC（Serial Shipping Container Code）

SSCC は、物流・出荷などの輸送用梱包単位を識別するコードです。パレットやコンテナ、ケース等の個々の物流梱包を一意に識別することができ、主に検品作業等の効率化に活用されます。医療においては、医療製品の混載品やパ

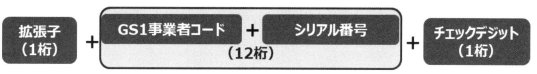

図 2-10　SSCC のコード構成
拡張子、GS1 事業者コード、シリアル番号、チェックデジットを合わせて 18 桁の数字で設定する。

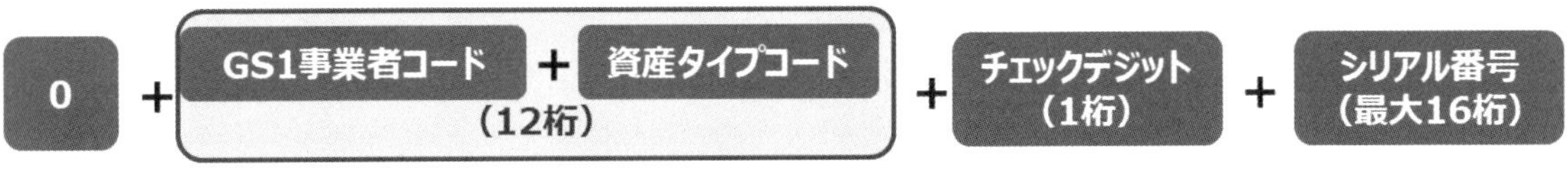

図 2-11　GRAI のコード構成

GS1 事業者コード、資産タイプコード、チェックデジット、シリアル番号で構成される。

通常、効率的なエンコードを可能にするため、先頭にゼロを加えて使用する。シリアル番号は 2.4 章に記載の数字、ローマンアルファベット、記号が利用可能である。

レットなどの納品単位、医療機関から他の医療機関あるいは患者への運搬・送付、手渡しの包装単位などを識別する場合に利用できます。

SSCC は、頭 1 桁の拡張子、GS1 事業者コード、シリアル番号、チェックデジットの数字18 桁で構成されます。拡張子とシリアル番号は、SSCC を設定する事業者が任意に設定します（図 2-10）。

SSCC を表す AI は 00 です。バーコード表示には通常 GS1-128 シンボルを用いますが、表示面積が小さい場合は GS1 データマトリックスも使用できます。

(4) GRAI (Global Returnable Asset Identifier)

GRAI は、企業間で繰り返し利用する資産を管理するための識別コードです。カゴ台車や折りたたみコンテナ、貸出用滅菌トレイなどに設定・表示することで、個々の資産の追跡、メンテナンス管理の向上などを実現できます。

GRAI は、GS1 事業者コード、資産タイプコード、チェックデジット、およびオプションのシリアル番号（最大 16 桁）で構成されます。資産タイプコードの設定は、GRAI を設定する事業者（医療機関等）が、資産のタイプごとに任意で行います。数字のみが利用可能で、GS1 事業者コードと合わせて 12 桁になるように設定します。シリアル番号は最大 16 桁で、数字、ローマンアルファベット、記号が利用可能です（図2-11）。

GRAI を表す AI は 8003 です。バーコード表示には GS1-128 シンボル、GS1 データマトリックスなどが使用できます。

(5) GIAI (Global Individual Asset Identifier)

GIAI は、様々な物品や材料などの資産に設定することが可能なコードですが、特に鋼製器具に医療機関が自らダイレクトマーキングを行う場合などに利用されています。GIAI のデータ構成は図 2-12 のとおりです。

GIAI を表す AI は 8004 です。

バーコード表示には GS1-128 シンボル、GS1 データマトリックスなどを使用できます。ダイレクトマーキングを行う場合には、通常 GS1 データマトリックスが使用されます。

(6) GSRN (Global Service Relation

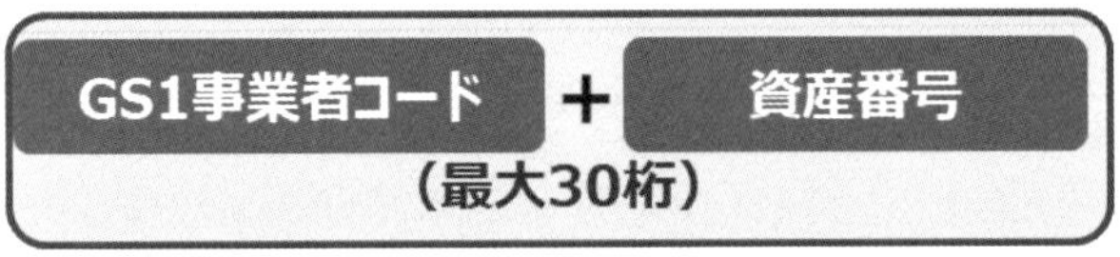

図 2-12　GIAI のコード構成

GS1 事業者コードと資産番号を合わせて最大 30 桁で設定する。

資産番号は可変長で 2.4 章に記載の数字、ローマンアルファベット、記号が利用可能である。

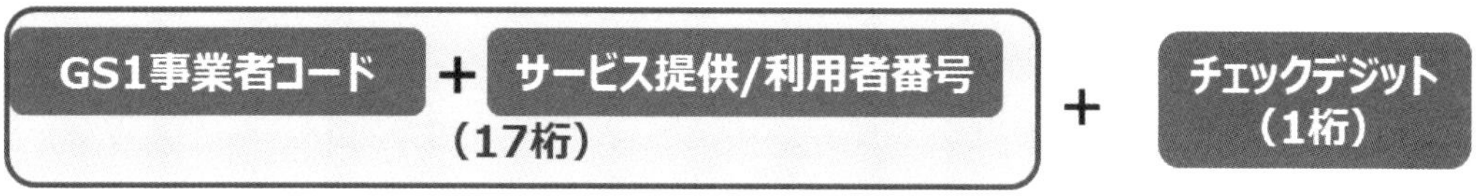

図 2-13　GSRN のコード構成

GS1 事業者コード、サービス提供／利用者番号、チェックデジットを合わせて 18 桁の数字で設定する。

Number)

　GSRN は、サービスにおける提供者または受益者を識別するコードです。サービスの提供元において、サービスの受益者が提供されたサービス、およびサービスを行う者が提供したサービスについてのデータを保存するための手段として使われます。医療現場においては、医療従事者の ID や患者の ID として利用が可能です。投薬時の三点認証や電子カルテ等への実施記録など、幅広い場面で活用することができます。GSRN は、GS1 事業者コード、サービス提供／利用者番号、チェックデジットの数字 18 桁で構成されます（図 2-13）。サービス提供／利用者番号は、いずれもサービスを提供する事業者が任意で設定しますが、各サービス提供者／受益者が一意に識別されるようにしなければなりません。サービス提供者を識別するか、サービス受益者を識別するかにより利用する AI が異なり、設定した 1 つの番号（GSRN）には、どちらか 1 つの AI しか利用できません。バーコード表示には GS1-128 シンボル、GS1 データマトリックスなどを使用できます。

● AI（8017）：サービス提供者識別番号として
　GSRN を使用する場合に用いる。

● AI（8018）：サービス利用者識別番号として
　GSRN を使用する場合に用いる。

(7)　GDTI（Global Document Type Identifier）

　GDTI は、文書を識別して管理するために使用されるコードです。カルテをはじめ、様々な文書の識別に用いることができます。

　GDTI は、GS1 事業者コード、文書タイプコード、チェックデジットの数字 13 桁と、オプションのシリアル番号で構成されます（図 2-14）。GDTI を示す AI は 253 です。バーコード表示には GS1-128 シンボル、GS1 データマトリックスなどを使用できます。

6. GS1 標準での電子タグ（RFID）の利用

　GS1 では、サプライチェーン全体で電子タグを効率的に利用するために、GS1 アプリケーション識別子を用いて、バーコードと同様の情報を電子タグに書き込む際の標準仕様（GS1 EPC/RFID 標準仕様書）を提供しています。（https://www.gs1jp.org/standard/epc/epcrfidstandards.html）

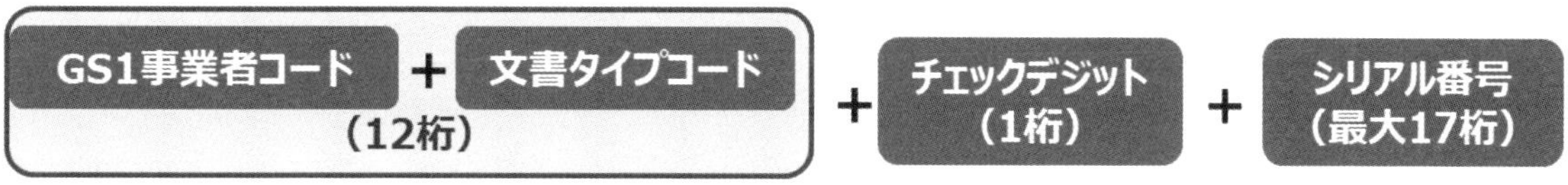

図 2-14　GDTI のコード構成

GS1 事業者コード、文書タイプコード、チェックデジット、シリアル番号で構成される。

シリアル番号は第 4 章に記載の数字、ローマンアルファベット、記号が利用可能である。

電子タグの利用が広がっていくと、自組織のものと、他組織が管理するものが混在し、コードの判別が困難になったり、コードの重複の可能性が出てきたりします。特に、電子タグは、バーコードのように読みたいデータを狙いうちで読むのではなく、電波が届く範囲のデータを読み取るため、狙った対象物以外のデータが飛び込むことにより、上記のようなことがバーコードと比較して起こりやすくなります。GS1標準で電子タグを利用すれば、こうしたトラブルのリスクを抑え、サプライチェーンを通じて共通のタグを利用できます。GTINはもちろん、それ以外の識別コード（例えば、GRAIやGIAI）を電子タグで利用することも可能です。GS1 EPC/RFID標準仕様書にはすべてのGS1識別コードについて、データエンコード方法が記載されています。

医療分野では、世界的にRFIDの利用が始まっています。業界が合意してGS1などの標準仕様の電子タグを使うことで、医療安全の向上とともに医療の効率化が期待されます。2019年にIMDRFが公表したUDI system Application GuideにおいてもGS1などの国際的な標準化団体の規定によるRFIDの利用が必要であることが記載されています。

国内では、米国医療機器・IVD工業会（AMDD）により、電子タグのデータエンコード方式としてGS1 EPC/RFID標準を採用することが発表されました。整形インプラントの貸出品などを中心として、一部の医療材料メーカーでGS1標準仕様に則って、データをエンコードしたタグの貼り付けが始まっています。この方式では、GTINとシリアル番号をEPCメモリ・バンクに、それ以外の情報をUSERメモリ・バンクに書き込むこととなっており、またUSERメモリ・バンクにはPacked Object形式でのデータ書き込みが必要とされます（図2-15）。

このように日本は、GS1標準を利用したRFIDの活用が積極的に行われている国の一つであるといえます。ただし、メーカーによるタグ貼付けは、バーコード表示とは異なり、まだ一部の製品に限られています。医療機関側で活用するにあたっては、工夫が必要となることが多くあるのが現状です。

（植村 康一、稲場 彩紀）

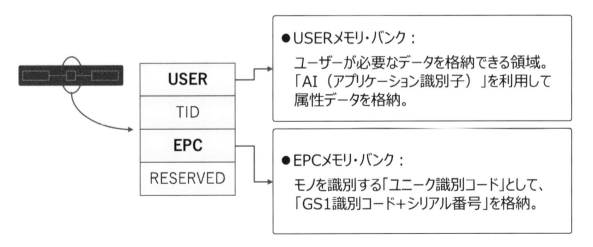

●USERメモリ・バンク：
ユーザーが必要なデータを格納できる領域。「AI（アプリケーション識別子）」を利用して属性データを格納。

●EPCメモリ・バンク：
モノを識別する「ユニーク識別コード」として、「GS1識別コード+シリアル番号」を格納。

図2-15　GS1 EPC/RFID標準に基づいたAMDD推奨方式によるRFIDへのデータエンコード
GTINなどのGS1識別コードとシリアル番号はEPCメモリ・バンクへ格納し、その他の属性データはUSERメモリ・バンクへ格納する。

I - 3

医療機器管理での RFID

1. RFID の概要

RFID（Radio Frequency IDentification）とは、電波を使用して RF タグに入っているデータを非接触で読み書きするシステムで、バーコードと並んで医療機器の管理を効率的に行うための自動認識技術です。RFID はその特長を活かしてバーコードよりも多彩な使い方ができます。例えば、バーコードと同様に機器の登録管理などに使うこともできますが、さらに、リアルタイムで機器の場所を特定したり、保管する機器の数量を目視せずに確認したりするこ

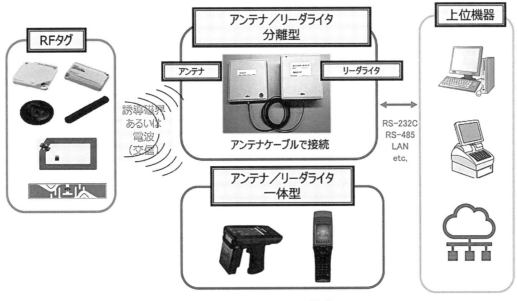

図 3-1 RFID システム構成

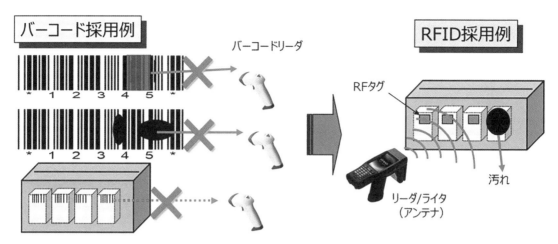

図 3-2　見えない RF タグでも読み取り可能

ともできます。

　身近な RFID の例として、交通系 IC カードや身分証明書などの IC カードがあります。IC カードには RFID の回路が内蔵されており、自動改札機や IC カードリーダーが発する電波で動作します。医療機器などに貼付されている RF タグとは形が違いますが、IC カードと同じ仕組みで動作します。

　RFID システムは情報を保持する媒体としての RF タグと、RF タグに情報を読み書きするリーダーライター、それに電波を送受信するアンテナで構成されます。また、RF タグには電波・電磁波の周波数による違いや、バッテリー内蔵の有無の違いなどにより、様々な種類のタグがあります（図 3-1）。

　この項では、現在市場で最も多く使われている UHF 帯のパッシブ（タグが電源を持たない）タイプの RFID について説明します。UHF 帯のパッシブタグは、他の周波数帯の RF タグと比較して、コストが比較的安価で読み取り距離が長く取れることから流通管理で多く用いられています。

2. RFID の特徴

(1) RF タグが見えなくても読み取りが可能

　バーコードを読み取るには光を使います。そのために段ボール箱の中の品物に表示されたバーコードを読み取るためには、箱から品物を取り出してバーコードが見えるようにする必要があります。一方、RFID で用いる電波は段ボール箱を透過します。そのために品物についてい

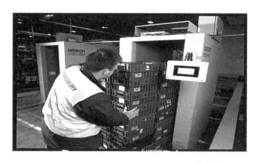
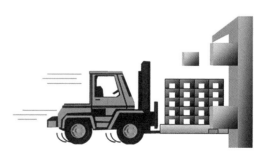

図 3-3　複数の RF タグを一括読み取り可能

る RF タグを読み取る場合、箱から品物を取り出す必要がありません。また、バーコードは表面に汚れが付くと読み取りが難しくなりますが、RFID は、RF タグの表面に汚れが付いても読み取りへの影響はほとんどありません（**図 3-2**）。

(2) 複数の RF タグを一括読み取り可能

　バーコードは一つずつバーコードリーダーで読み取る必要があります。一方、RFID はリーダーライターからの電波が届く範囲内にある複数の RF タグを一括でまとめて読み取ることができます。例えば、物流倉庫の入り口にアンテナゲートを設置したり、受け入れ検査場にトンネルゲートを設置したりすることで入荷・出荷の検品の際の RF タグの自動読み取りが可能です（**図 3-3**）。

(3) RFID の利用シーン

　先の例の RFID の一括読み取りができるといった特長は、日常の生活の中でも見ることができます。例えば、服飾チェーン店で複数の商品を購入した際に、商品を机に置くと、すぐに価格や商品情報が自動的にレジに読み込まれる様子を体験した方は多いと思います。

　医療現場においても同様に、入庫検品・棚卸のような作業に RFID を適用することで、作業の省力化・効率化を図ることができます。さらに、トレイにセットされた多数の手術用具の情報を一式まとめて自動で読み込んだり、保管棚の中にある様々な種類のカテーテルを目視によらずに確認したりすることもできますので、手術前の準備にかかる時間を短縮することもできます。また、RF タグを医療機器や医療用具に貼付することで、その現在位置を知ることができるので、医療機器の持ち出し管理の自動化や、利用回数、移動などの履歴を取得することもできます。

　患者の安心・安全という面で、間違いのない医療行為の提供のために適用することも重要だと考えられます。

　このような視点から見た医療機関での RFID のユースケースを考えてみましょう（**図 3-4**）。

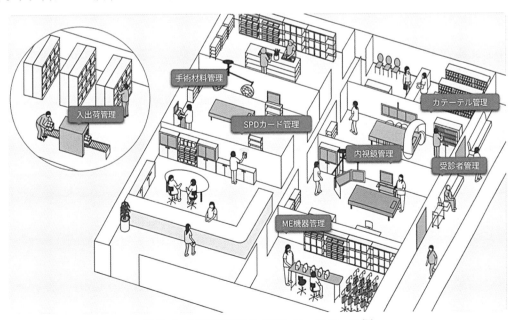

図 3-4　医療機関での RFID ユースケース例
（出展：https://recopick.jp/scene/medical/）

21

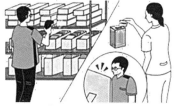

①入出荷管理

①医療材料・医療機器の入荷検品・返品の検品に利用

対象物の入ったコンテナをトンネルゲートに通すことで、一括読取を行う事で複数名での読み合わせが不要になり、検品作業時間が大幅に削減できる。また漏れなく正確な検品が実施可能となる。

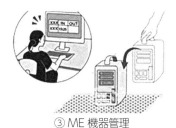

② SPD カード管理

②各病棟での医療材料の使用実績登録に使用

使用時に RF タグ付きの SPD カードを RFID リーダー付きの専用ボックスに投函することで、使用実績を自動登録する。
棚卸は、ハンディリーダーで SPD カードの RF タグを読み取って行う事で、SPD カードの回収・入力の手間が掛からずリアルタイムに登録できる。

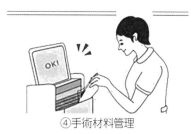

③ ME 機器管理

③ ME 機器の保管状況・持出状況の管理に使用

保管場所にシートアンテナを設置し、RF タグを取り付けた ME 機器の保管状況・持出状況をリアルタイムに記録することで、ME 機器の稼働（持出）状況の把握や、適正在庫の把握が可能となる。また、必要な ME 機器の保管状況が、リアルタイムに確認できる。

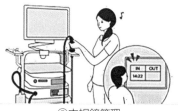

④手術材料管理

④手術室での医療材料の使用実績登録に使用

RF タグを外装に貼付し、材料使用時に外装を RFID リーダー付きの専用ボックスに投函することで、使用実績を自動登録する。
外装の回収・入力の手間が掛からず、リアルタイムに漏れなく登録できる。

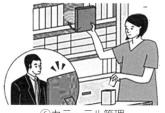

⑤内視鏡管理

⑤内視鏡（スコープ）の使用・保管のステータス管理に使用

RF タグをスコープに取り付け、ハンガーや格納庫に取り付けた RFID リーダーで自動読み取りすることで、使用や保管のステータスを自動記録する。それにより読み取りの手間を掛けずに、スコープの稼働実態を把握することができる。

⑥カテーテル管理

⑥カテーテルの使用実績の登録や在庫管理に使用

RF タグをカテーテルの外装に取り付け、使用時に外装を RFID リーダー付きの専用ボックスに投函することで、使用実績を自動登録する。棚卸はハンディリーダーで外装の RF タグを読み取って行うことで、外装の回収・入力の手間が掛からずリアルタイムに漏れなく登録できる。

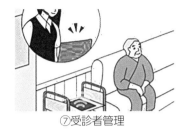

⑦受診者管理

⑦健診受診者の各検査の待ち状況の管理に使用

RF タグ付きの受診者ファイルを検査受付台に置くと、受付台のシートアンテナでタグを読み取り、検査待ちの受診者の状況を取得する。それによりリアルタイムに待ち状況を把握し、効率的な誘導を行うことができる。

　このほかに医療機関では、患者に RF タグを身に付けていただき、認証や検知に使用する以下のようなユースケースも考えられます。

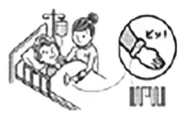

⑧入院患者認証

⑧入院患者の認証用に使用

RF タグ付きのリストバンドを患者に装着し、投薬・注射などの際に、指示データ・薬剤のバーコード・リストバンドの RF タグ読み取りによる患者 ID の 3 点照合を行う。それにより就寝中の患者を起こすことなく、ストレスなく患者認証が行える。

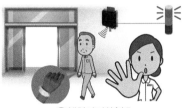

⑨離院患者検知

⑨無断離院患者の検知に使用

RF タグ付きアタッチメント付きのリストバンドを対象患者に装着し、病棟出入口や病院出入口に設置したリーダーで読み取ると、アラートを出す。それにより、徘徊や無断で離院してしまう可能性のある患者を見守り続ける負担を軽減し、本来業務へ注力できる。

(4) RFID を利用する上での留意点

　RFID は電波を使う技術なので、電波の特性に応じた使い方に留意する必要があります。

1) RF タグの留意点

① 金属の影響を受ける

　金属は電波を反射し、また吸収します。そのために金属製の容器の中にある RF タグを外から読み取ることはできません。同様にアルミ箔やアルミ蒸着されたパッケージ中にある RF タグも読み取れません。また、通常の RF タグは金属表面に取り付けられた場合も読み取ることができません。そのために金属面に RF タグを取り付ける場合には、金属対応 RF タグを使用する必要があります。金属対応 RF タグには、金属に直接触れないように加工されたタグ、樹脂ケースで封止されたタグ、さらに、貼り付けた金属面をアンテナとして使うタグなど、いくつかの種類があります。

② 液体の影響を受ける

　電波は水に吸収されます。そのため RF タグの前に水が存在すると通信ができなくなることがあります。例えば、血液パックや薬液パックに RF タグを取り付けると読み取り距離が低下したり、読み取りができなくなったりします。液体の入ったパッケージに RF タグをつける場合には、液体対応タグを使用することで液体の影響を少なくすることができます。

　また、人体は 60%から 70%を水分が占めるため、人が身に付けた RF タグや人体に隠れた RF タグは、読み取り距離が低下したり読み取

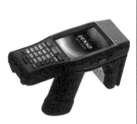
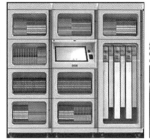
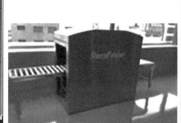
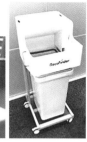

（1）ハンディ型　　（2）キャビネット型　　（3）トンネルゲート型　　（4）ダストボックス型

図 3-5　RFID 読み取り機器

れなくなったりすることがあります。そのために、RF タグを人体に付ける場合には、その方法や RF タグの選定に注意する必要があります。同様にウェットティッシュのような多くの水を含む品物や、水のペットボトルがアンテナや RF タグの周囲にあると、電波が届かなくなる場合があります。

③ 使用環境に合わせる必要がある

　高温や放射線照射で滅菌する器具、検体を冷凍保存する容器、さらに、薬品に触れる環境にさらされる器具や容器には、それぞれ耐環境性に優れた RF タグを選定して付ける必要があります。

④ その他

　RF タグ同士が重なっているとタグが読めない場合があります。例えば、カテーテルなどの医療材料をまとめて保管して管理する場合、パッケージに貼付されている RF タグの位置が重ならないような工夫をする必要があるかもしれません。また、使用済み手術器具のパッケージを RFID リーダー付の回収容器に投函する際に、複数のパッケージをまとめて投函すると、タグが重なって正しく読み込むことができない場合もあります。

2) RFID 機器の留意点
① 読み取り機器の選定

　ハンディタイプや固定タイプ（定置式）など、様々な形態の機器があります（図 3-5）。

　ハンディタイプは、人が手に持って操作するタイプで、小型、低出力型のリーダーライター - アンテナ一体型の製品が多く利用されています。検品や棚卸の業務に使用され、機器を読み取り対象にかざして RF タグを読み取ります。

　固定タイプには、棚にリーダーライターとアンテナを組み込んだキャビネット型、入出庫管

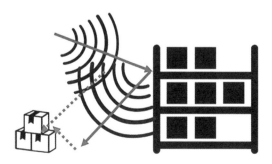
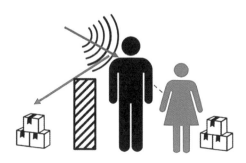

図 3-6　RFID 機器の設置

理などで用いられるトンネルゲート型、使用済みパッケージの回収用に使われるダストボックス型など様々な種類があります。使用環境や運用方法に応じて適切な機器を選定する必要があります。

② RFID 機器の設置

電波は周囲の壁や床、柱などで反射されるので、いろいろな方向からくる電波が互いに打ち消しあって、RF タグの読み取りができないポイントが発生します。さらに、反射によって、想定外の場所に電波が届いて思わぬ場所の RF タグを読み取る場合があります。そのためにアンテナやリーダーライターは、周囲の環境を考慮した上で設置場所を設定する必要があります。また、アンテナやリーダーライターから発する電波が医療機器の動作に影響を与える場合があります（図 3-6）。

RFID システムを運用する前に十分に事前検証をした上で、設置場所やアンテナの向き、出力条件など、適切な条件を見出すことが必要です。対象外のタグを読み取らないように読み取り範囲を制限する場合には、電波吸収体などを用いる対応が必要になります。また、定置式リーダーライターを設置する場合には、各種の工事が必要になる場合があります。さらに、運用後に周辺の機器・設備・什器の移動があると、電波環境が変わって読み取りが悪化することがあり、その場合には改めて動作検証が必要なことがあります。

③ 電波法対応

出力が 250mw 以上のリーダーライターは、無線局としての免許・登録が必要です。無免許・無登録での使用は法令違反となりますので、ご注意ください。

※出力が 250mw 以下の特定小電力機器は申請不要です。

詳細は、RFID 機器メーカーやシステム導入業者にご確認ください。

また、申請方法などについては、一般社団法人日本自動認識システム協会（JAISA）のホームページ内に掲載されている 920MHz 帯 RFID 無線局申請ガイドラインを参照ください。

JAISA　RFID 関連ガイドライン
URL：https://www.jaisa.or.jp/guideline_rfid.php

（JAISA）

GS1 バーコードの秘密

GS1 が標準化したバーコード（GS1 バーコード）には、一般消費財に表示され、一般的に POS で利用されている JAN シンボル、物流用の ITF シンボル、有効期限やロット番号なども表示できる GS1-128 シンボルや GS1 データマトリックスなどいくつかの種類が定められています。これらのバーコードは、利用する対象によって表示する種類が決められています。データ項目としては、GTIN に代表される GS1 識別コードに、必要に応じて有効期限や、ロット番号などの属性情報を一緒に表示するようになっています。

GS1 識別コードには、国や地域ごとに番号帯の異なる GS1 事業者コード（GS1 Company Prefix）が必ず含まれています。この GS1 事業者コードは、GS1 のコードやバーコードを使用したい事業者ごとにその国や地域の GS1 加盟組織（日本では GS1 Japan）が貸与するコードです。

GS1 事業者コードの先頭 3 桁は、その加盟組織ごとに振り分けられており、GS1 Japan が扱う GS1 事業者コードは、450-459、490-499 で始まる番号帯と決まっています。そのため日本の事業者が利用する GS1 事業者コードは、45 あるいは 49 から始まる番号となります。同様に、例えば、GS1 France が扱っている GS1 事業者コードは 300-374 の番号帯ですので、フランスの事業者の商品には、この番号帯で始まる番号が付けられます。この仕組みにより GS1 標準を利用したコードは、世界のどこで利用しても重複しないコードとなっているのです。

ちなみに、GTIN はその商品のブランドオーナーが設定するのが基本です。そのため、GS1 事業者コードの番号帯はそのコードを取得した事業者の所在地により

GS1データマトリックス

JANシンボル

GS1-128シンボル

(01)04912345000019(17)220315(10)ABC123

GS1データバー
(01)0498700000017

GS1データバー合成シンボル
(17)251231(10)ABC123
(01)14987000345672

ます。加工地や原産国を表しているわけではないことには注意が必要です。例えば、ある商品が A 社のブランド製品である場合、その商品には製造国を問わず A 社の GS1 事業者コードが利用できます（日本の医療用医薬品は、厚生労働省通知により、販売業者の GS1 事業者コードを使用することになっているので、少し注意が必要です）。

GS1 プリフィックスと加盟組織名・用途一覧

(2021 年 12 月現在)

GS1 プリフィックス	加盟組織名・用途
000 - 019	GS1 米国
030 - 039	GS1 米国
050 - 139	GS1 米国
20 - 29	小売業インストアコード用
300 - 379	GS1 フランス
380	GS1 ブルガリア
383	GS1 スロベニア
385	GS1 クロアチア
387	GS1 ボスニア・ヘルツェゴビナ
389	GS1 モンテネグロ
400 - 440	GS1 ドイツ
450 - 459 490 - 499	GS1 日本
460 - 469	GS1 ロシア
470	GS1 キルギスタン
471	GS1 台湾
474	GS1 エストニア
475	GS1 ラトビア
476	GS1 アゼルバイジャン
477	GS1 リトアニア
478	GS1 ウズベキスタン
479	GS1 スリランカ
480	GS1 フィリピン

（植村康一、稲場彩紀）

Ⅰ-4

諸外国のバーコード表示と
トレーサビリティの状況

　諸外国において、医療用医薬品や医療機器の識別とトレーサビリティは、国内以上に重要視されています。医薬品に関しては、特に、偽造医薬品の問題が喫緊の課題とされ、多くの国において販売包装レベルのトレーサビリティシステムが構築されつつあります。また、医療機器に関しては、UDI（Unique Device Identification：機器固有識別）の考え方の下、多くの国が UDI 規制を進めています。これらはバーコードの表示や、データベースへの登録の義務とメーカーへの規制を主とするものですが、行政の積極的な関与が行われ、使用する医療機関側への義務も一部含まれています。本章では、諸外国で進められているバーコード表示を含むトレーサビリティの仕組みの一部を述べます。

1. 医療用医薬品へのバーコード表示とトレーサビリティ動向

　2017 年の WHO の報告によると、中・低所得国で流通される 10％が偽造あるいは規格外の医薬品とされています。以前より中・低所得国や遠隔地への確実な医薬品流通のためのトレーサビリティの強化は重要な課題とされてはいました。そしてこの認識は COVID-19 パンデミックにより、ますます強くなっていきました。そのため、WHO や UNICEF からも医薬品へのバーコード表示と、流通経路の特定が必要であるという報告が行われるようになったのです。

　医療用医薬品へのバーコード表示とトレーサビリティについては、EU では 2019 年に偽造医薬品対策指令（Falsified Medicines Directive：FMD）が、米国では 2013 年に医薬品サプライチェーン安全法（Drug Supply Chain Security Act: DSCSA）が公表されました。

　米国の DSCSA では、2018 年 11 月から、販売包装に商品コード、シリアル番号、ロット番号、有効期限を GS1 データマトリックスにより表示することが求められています。現在は、

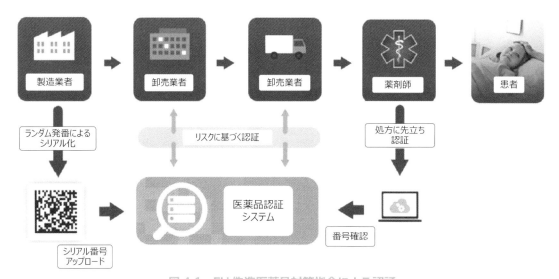

図 4-1　EU 偽造医薬品対策指令による認証
出典：一財）流通システム開発センター；流通システム化の動向 2020 〜 2021, p.43

ロット番号レベルでのトレーサビリティを実施している段階ですが、2023 年の完全施行後は、シリアル番号レベルで販売包装のトレーサビリティが実現される予定です。この施策では、メーカー、卸、医療機関での取引ごとのデジタル情報により、トレーサビリティを確保することが目指されています。不具合等が発生した際には、行政側へのデジタル情報の伝送が必須となっており、物流情報の正確な把握のため GS1 の EPCIS を利用した運用体制が確立されつつあります。

EU の FMD は、2019 年 2 月から施行となりましたが、この対策での根幹は、販売包装単位ごとの改ざん防止（不正開封の防止）、個別識別のためのシリアル番号設定とバーコード表示、そしてデータベースを介した認証です。医薬品メーカーは European Hub と呼ばれる欧州全土のレポジトリを介して、シリアル番号のチェックによる認証が行えるようにする必要があります。また、各国の医療機関は、医薬品の販売時あるいは使用時に、European Hub に接続した国家レポジトリにアクセスし、シリアル番号認証を実施することが求められます（図 4-1）。

諸外国でのほとんどの医療用医薬品のバーコード表示対象は、現時点では販売包装単位であり、使用単位（調剤包装単位）ではありません（図 4-2）。これは、バーコード表示の大きな目的が偽造医薬品対策であるためです。また、国内と異なり、薬局が基本的に箱だし調剤を行うためでもあります。しかし、オランダやスイスを中心に、病院での入院患者や介護施設などでの医薬品の取り違え防止や、トレーサビリティの強化を目指して調剤単位までバーコード表示を求める動きも出ています。

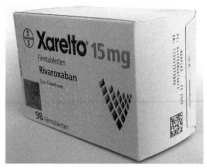

図 4-2　医療用医薬品の包装表示（EU）
GS1 データマトリックスで、GTIN、シリアル番号、有効期限、ロット番号が表示されている。
写真提供：Bayer. AG

　米国、EU 以外にも、多くの国々でトレーサビリティのシステム構築が進んでいますが、ほとんどの国で、ランダム化されたシリアル番号と GS1 データマトリックスによるバーコード表示が実施あるいは計画されています。

2. 医療機器へのバーコード表示とトレーサビリティ動向

　医療機器を固有に識別することは、UDI（Unique Device Identification）と呼ばれます。UDI-DI（機器識別子：商品識別コードである GTIN）と UDI-PI（製造識別子：有効期限、ロット番号など）をバーコードに表示し、かつ UDI-DI を含む機器情報を医療機器データベースに登録することで、UDI-DI をキーとして、その医療機器が何なのかを識別することを可能とするのが、UDI の基本的な考え方です（図4-3）。

　UDI は IMDRF（International Medical Device Regulators Forum：国際医療機器規制当局フォーラム）により、2013 年に提唱さ

れた概念であり、現在多くの国がこの理念のもとバーコード表示とデータベース構築を行っています。米国では、FDA（Food and Drug Administration）が 2013 年に UDI 規則を公布し、欧州では 2017 年に UDI 規制を含む医療機器規則を公布しました。韓国、台湾などのアジア各地、中東などでもバーコード表示・データベースへの機器情報登録の義務化が進んでいます。

　諸外国でも医療機器の包装上のバーコード表示そのものは国内と大差はありませんが[*1]、国内での取り組みとの大きな違いは、データベースへの登録が義務化されていることと、医療機器本体や繰り返し滅菌して利用される手術用鋼製器具などへもバーコード表示も義務化されていることでしょう。IMDRF の指針でも、データベースの重要性（特に、医療機関側が無料で手軽に使用できること）と、繰り返し利用する医療機器本体へのバーコード表示の重要性が述べられており、諸外国の UDI 規制ではこれらが盛り込まれるのが通例です。これは、特に、ヨーロッパでの豊胸材による破裂事故や、

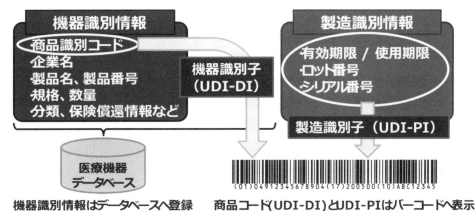

図 4-3　UDI の基本的な考え方

出典：一財）流通システム開発センター；流通システム化の動向 2020 〜 2021, p.43

クロイツフェルト・ヤコブ病に関連する手術器具を介するプリオン病二次感染などでの医療事故に対する意識が強く、医療現場での安全性向上のための利用が考慮されているためです。

EU の UDI 規制では、特に、能動型のインプラント材料に関して域内の各国の要請により、医療機関側でのバーコード読み取りを義務とすることもできるようになっています。また、EU 全体での UDI データベース（EUDAMED）は、UDI 情報の他に安全性情報、市販後監視情報なども登録できるように構築されています。従来、医療機関での医療機器のバーコード読み取りは、在庫管理が中心でしたが、UDI 規制により、医療の安全性向上のためのバーコード表示が進められていることから、医療安全の面か

らも利用が進みつつあります。このため欧米のメーカーでは、デフォルト機能として GS1 バーコードを扱える電子カルテの開発が進んでいます。

（＊１）UDI には国際標準のコードやバーコードを使用することになっており、ほとんどの国で GS1 標準を基本として使用しているが、それ以外の標準である HIBCC（Health Industry Business Communications Council）や、ICCBBA（International Council for Commonality in Blood Banking Automation）のコードも利用可能であることが多い（日本では現時点では GS1 のみが標準として利用されている）。

（植村康一、稲場彩紀）

■ コラム③

RFID の価格

　近年市場で普及が進む RFID ですが、その発端は RFID（Radio Frequency Identification）という文字の通り、1930 年代に発明された無線周波数識別技術です。1940 年代には戦闘機を識別する技術として研究が進みました。その技術は米国で核物質を追跡するシステムとして開発が進み、1970 年代に書き換え可能なメモリを持つ IC タグが開発されて、現在の形になりました。

　日本では 1980 年代後半から製造業界で部品追跡用として使われ始めました。当時の RF タグはバッテリー内蔵のアクティブタグと呼ばれるもので、単価が 1,000 円以上するものもあり、用途が限られていました。その後 1990 年代になるとバッテリー無しで動作するパッシブタグが出現しました。

　2001 年になると、JR 東日本が交通系 IC カードを導入し、それをきっかけに日本で急速に RFID の利用が始まりました。非接触 IC カード、HF 帯の RF タグは、社員証・入退カードなどのセキュリティ

用途などで利用が進みました。その後、比較的タグのコストが安価で、読取距離がより長い UHF 帯の RF タグが流通管理、在庫管理など幅広い分野で利用されるようになりました。

　最近では医療分野でも、RFID を導入する施設が増えつつありますが、バーコードほどの普及には至っていません。その理由の一つとしてシステムの導入費用が挙げられます。RFID は運用コストが高く、診療報酬の対象にもならないので、システムの導入に踏み込めないと考えている医療関係者の方は多いようです。

　特に、RF タグは IC チップと銅あるいはアルミのアンテナで作るので、パッケージやラベルに印刷するだけで表示ができるバーコードと比較すると単価が高くなります。そのため市場では導入がなかなか進みませんでした。

　そのような中、RF タグは再利用可能、というメリットを活かして、物流業界では梱包箱やパレットのような繰り返し利用される物流資材の管理用途で、RFID システムの活用が徐々に拡大してきました。また、近年は RF タグの価格低下とその利便性により既製服業界や消費財をはじめとして、製造から輸送・在庫管理、店頭販売まで様々な局面

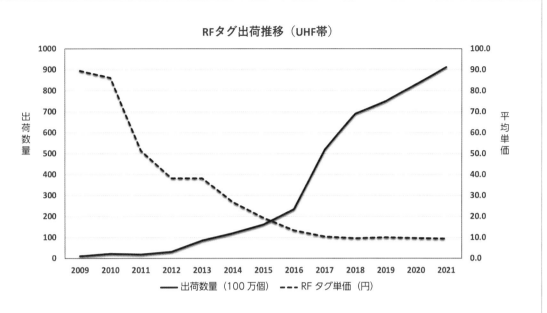

図　RF タグ出荷推移（UHF 帯）
JAISA 自動認識市場調査報告書より

で、RFID システムが活用されるようになってきました。

（一社）日本自動認識システム協会（JAISA）のUHF 帯 RF タグの出荷統計によれば、2010 年代前半から RF タグの出荷数量が大幅に伸び続けています。この需要の増加と技術の進歩により、RF タグの平均単価は 2010 年からの 10 年間でおよそ 10 分の 1 まで低下しました。

現在、深刻な人手不足に陥っている医療業界では、業務の効率化と労働環境の改善が急務です。業務内容によっては、RFID の導入により作業時間の大幅な削減や作業の精度向上が見込まれます。RFID は医療現場の業務負担軽減に大きく役立つとともに、本来の業務に注力できる環境づくりを整え、働きがいを向上させることにも期待がもたれています。

経済産業省は人手不足と労務コストの上昇といった課題に対応するために、2017 年 4 月に"2025 年までにコンビニ大手 5 社の取扱商品に電子タグを付ける"、という「コンビニ電子タグ 1,000 億枚宣言」、翌年には同旨の「ドラッグストア スマート化宣言」を打ち出して、RFID の利活用を強く後押ししています。現在、RF タグの単価は当初想定されたほどには下がっていませんが、確実に低下し続けており、塗布型 RFID などの技術革新により、今後一層の価格低下が見込まれます。一部の医療機器メーカーや SPD では、RF タグの利活用が始まっており、医療業界でも RFID の普及の兆しが見え始めています。

なお、RFID システムを導入するには、RF タグだけではなく、「リーダーライター」「アンテナ」「ソフトウェア」「周辺機器」などが必要です。それらの費用を第Ⅳ章にまとめてありますので、そちらもご参照ください。

（JAISA）

■ コラム④

ロット・有効期限情報は
パックドオブジェクト形式

医療機器で使われる RFID タグでは、ロット・有効期限などの情報はタグの「USER エリア」に格納されています。特に、電子カルテへの記録等、医療現場ではこの情報の利用はメリットが大きいと言えましょう。RFID タグのメモリは容量が大きくないため、これらの情報は圧縮された形で格納することになっています（米国医療機器・IVD 工業会（AMDD）の推奨フォーマット）。

このように複雑なルールで圧縮されているため、利用がとても難しくなっています。研究班では利用可能な値に複合化するためのツールを開発し公開しています（このツールの管理は一般社団法人医療材料統合流通研究会が行っています）。

このツールは下記からダウンロードができます。
https://cmii.ncgm.go.jp/med_traceablity/achievements.html

ロット・有効期限はパックドオブジェクト形式で格納されています

AMDDのフォームページより
「RFIDタグ - AMDD推奨方式についてのお知らせ｜米国医療機器・IVD工業会(AMDD)」

例えば、有効期限：230531、ロット：JP20220420A　の場合、16 進数で表記すると「8936465D3848318049A45022509800」という値がＵＳＥＲエリアに格納されています。

令和2-3年度厚生労働行政推進調査事業費補助金地域医療基盤開発推進研究事業研究班の取り組みの一環として、圧縮された情報を複合化して使える機能を開発致しました

simple PackedObjectDecoder (略称：sPOD)

※ＧＳ１標準とて定められている全てのAI(アプリケーション識別子)に対応はしていませんが、医療機器の管理で使用されているものは網羅しています

simple PackedObjectDecoder (略称：sPOD)の使い方

simple PackedObjectDecoder (略称：sPOD)はDLLになっています
業務アプリケーションから呼び出して利用してください

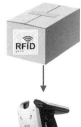

有効期限：230531
ロット：JP20220420A　の場合

「**8936465D3848318049A45022509800**（16進数）」と
圧縮され「**USERエリア**」に格納されている

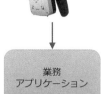

業務アプリケーションは、 sPOD.dllを呼び出して利用する
ＲＦＩＤリーダーが読み取った「USERエリア」の情報を渡すと
複合化された形で情報が得られる

業務
アプリケーション　←→　sPOD
(DLL)

結果：17,230531,10,JP20220420A

参考：サンプルプログラム

✓ 「sPOD.dll」を呼び出し方　＜C＋＋の例＞

✓ 呼び出し元のプログラムと「sPOD.dll」が同じフォルダーにあれば良い

［サンプル］

```cpp
#include <iostream>
#include <Windows.h>
using namespace std;

typedef string(*fnDecode)(string userdata);

int main(int argc, char* argv[])
{
        string strReturn;
        string strGet = "";
        HMODULE hModule = LoadLibrary(L"sPOD.dll");
        if (NULL == hModule) return 1;
        fnDecode getDecode = (fnDecode)GetProcAddress(hModule, "GetDecodedResultByStr");
        if (argc == 1) {
                cout << "-== simple PackedObject Decoder ==-v0.01¥n";
                cout << "Input Data :";
                cin >> strGet;

                strReturn = getDecode(strGet);
        }
        else {
                strGet = argv[1];
                //fnDecode getDecode = (fnDecode)GetProcAddress(hModule, "GetDecodedResultByStr");
                strReturn = getDecode(strGet);

        }
        cout << strReturn << endl;

        return 0;
}
```

（田尻　裕)

第Ⅱ章
医療機関内でのバーコード ／ RFID による DX 事例

Ⅱ - 1

GS1 コードによる体内留置デバイスの登録・管理

1. 対象業務

筑波大学附属病院（以下、本院）で行われている実例に基づいて、説明します。

体内留置デバイスを GS 1 コードを利用して、一元的に電子カルテに登録・管理し、トレーサビリティを確保するとともに、当該患者電子カルテの患者基本情報欄へのアイコン表示、MRI 検査オーダ時の警告発信など、情報共有と患者安全対策を実施します。従来「体内金属あり」とのみ記録されていた電子カルテの記載と整合性を取る運用となります。

体内留置デバイスに対象を絞った理由は、① 本院においては、医療材料・医薬品の調達と管理は、PFI（Private Finance Initiative）事業で運営されており、それらをさらに GS 1 コードで登録・管理する必要性がなかったこと、② 全医療材料を網羅的に管理するより、効率を考え、単品管理が必要でかつ高額なものに対象を絞る方針としたこと、③ 単なる物品の管理では

なく、電子カルテと連動した機能を付与する方針で企画したこと、④ 患者安全に寄与する機能としたかったこと、によります。

ちなみに聞き取り調査によると、PFI 事業者では、医療材料等はメディエ ® で管理されていました。

2. 業務における従来の課題

(1) 従来は、体内留置デバイスは診療科毎に台帳管理され、電子カルテの記載は、テキストベースで行われており、トレーサビリティが確保されていませんでした。また、機器の詳細情報も記録されていませんでした。

(2) 特に、心臓ペースメーカー装着者においては、機器の詳細情報が容易に得られないため、循環器内科と放射線診断部の合意により、一律に MRI 検査を禁止しており、MRI 対応機種への検査可否の対応が不十

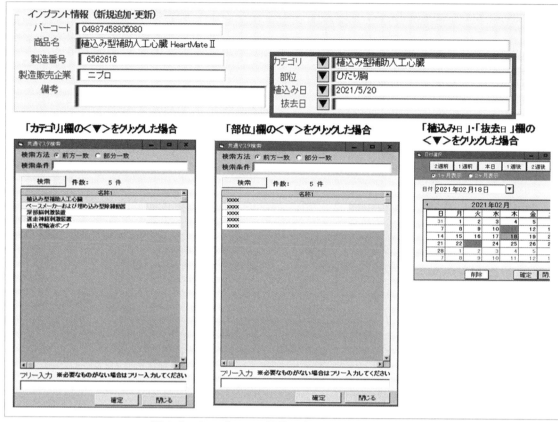

図 1-1　カテゴリー・部位入力画面（イメージ図）

分で、患者に不利益が発生していました。

3. システム仕様概要

(1) 各部門との協議にて、すべての体内留置デバイスを対象とするのではなく、頻度・重要性を考慮して、対象を「埋め込み型補助人工心臓」、「ペースメーカー及び埋め込み型除細動器」、「深部脳刺激装置」、「迷走神経刺激装置」、「埋め込み型輸液ポンプ」の5カテゴリーに絞り、電子カルテ内に情報画面を作成しました。ただし、これらのカテゴリーはマスタ管理され、のちに追加できる構造としました（図 1-1）。

(2) 個々のデバイスの情報は、ME センターにて個装 GS1 コードをリーダーで読み取り、

商品コードをキーとして、マスタに登録済みデータが存在する場合は、コードバーコード、商品名、製造番号、製造販売企業を自動取得します。電子カルテ情報より、カテゴリー、部位、埋め込み日、抜去日を表示します（図 1-2）。

(3) ペースメーカー等については、循環器内科医師が当該患者について、ペースメーカー外来において、装着機種と当院の MRI 撮影装置の出力等により検査の可否を判断し、臨床工学技士と協同し、電子カルテ上の「MRI 対応機種」チェックボックスにチェックを入れます。

(4) 患者基本情報欄のアイコンは、デバイス情報が入力されると、『埋め込み日：記載あり、

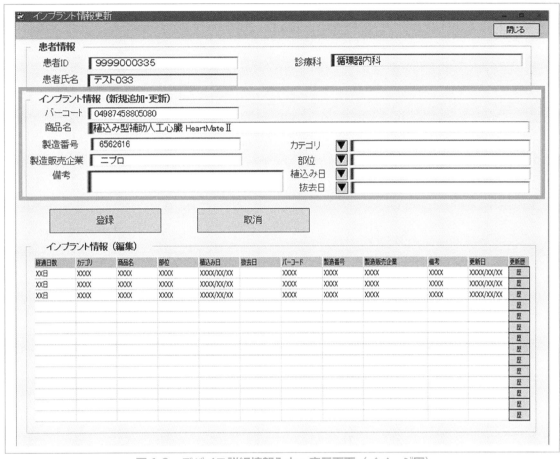

図 1-2　デバイス詳細情報入力・表示画面（イメージ図）

抜去日：記載なし』の条件設定により、インプラントアイコンとして表示されます。アイコンにマウスを乗せると、カテゴリー、経過日数を表示されます。また「MRI 対応機種」の場合、MRI 対応を示す別アイコンが並列表示されます（**図 1-3, 4**）。

(5) 登録された患者の MRI 検査オーダに際し、「当患者さんは、体内金属が入っております。患者バーのインプラントアイコンを参照ください。」というメッセージが表示されます。

(6) インプラント情報画面には、表形式で、経過日数、カテゴリー、商品名、部位、植え込み日、抜去日、バーコード、製造番号、製造販売企業、その他、更新日、更新歴が表示され、検索可能とします。

(7) 登録された情報は、電子カルテ内の「患者サマリ」に自動転記され、他院への紹介や外来主治医との情報共有をされます。

4. 見込まれるシステムの効果

(1) これまで、診療科毎に台帳管理されていた体内留置デバイスが電子カルテ上で一元管理され、患者カルテ画面には、アイコン表示により、カテゴリーと体内留置日数、MRI 対応の情報が院内で共有されます。

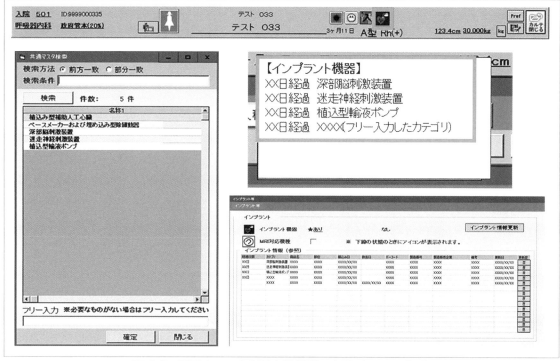

図 1-3　電子カルテ患者基本情報欄の表示（イメージ図）

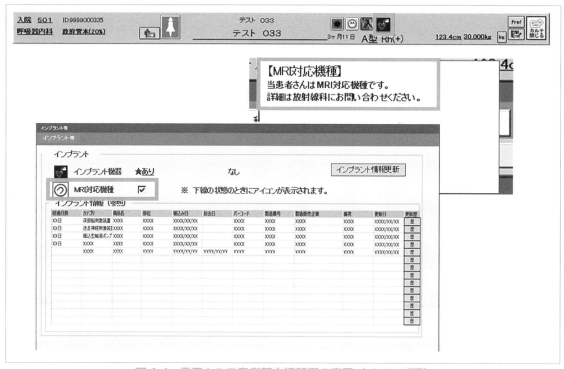

図 1-4　電子カルテ患者基本情報欄の表示（イメージ図）

(2) 退院サマリへの自動転記により、外来主治医や連携医療機関との情報共有も容易となります。

(3) 一元管理された情報は、診療 DWH（Data Ware House）により、迅速な検索が可能となります。

(4) 各デバイスの情報が GS 1 コード読み取りにより、入力ミスなく迅速・正確に記録できるようになります。

(5) 体内留置デバイスの詳細情報が、電子カルテ内に記録され、トレーサビリティが確保されると共に、MRI 検査実施について患者リスクが回避されます。

(6) MRI 対応機器の場合、これまで一律に禁止していた MRI 検査が実施可能となりました。

5. 導入のための手順・取り組み

　今後、同様のシステムを導入しようとしている医療機関の参考となる情報を例示します。

(1) 放射線科・循環器内科・医療情報経営戦略部・臨床医療管理部（医療安全）・臨床工学部の複数部門による協議により、ルールを設定し、業務フローを決めることができ、この機能が実現できました。また、入力を担当する部署である ME センターにも、その重要性を理解していただけました。他部門が協議し、現場のニーズに応え、業務フローを可視化して、効率的なシステムを構築することが重要でした。

(2) 導入の目的をトレーサビリティ確保・コスト算定漏れ防止のみとせず、患者安全を絡めて進めたこと、対象デバイスを絞り、作業負担の極端な増加を防いだことにより、必要性・重要性の理解が深まり、多部門の

協力体制が容易に構築できました。

(3) 既存のバーコードリーダーにて、バーコードが読み取れるかを事前に検証し、読み取り可能であることを確認したことにより、導入機器のコスト削減ができました。

(4) マスタは、本院（医療機関）は MEDIS-DC（医療情報システム開発センター）より簡単に無償で入手できましたが、システム開発・テストを行った電子カルテベンダーは有償であり、開発コストに加えられました。

(5) すべての医療材料・医療機器を対象とせず、当該医療機関における重要性から対象範囲を絞り込んだのが実現に大きく寄与しました（前述のように本院の場合、医療材料・医薬品の調達・管理は PFI 事業の業務範疇であり、SPC（Special Purpose Company）が担っています。そこに GS 1 コード利用をさらに持ち込むことは、事業契約の見直しが必要であり、今回は踏み込むことができませんでした）。

6. 運用実績

　2023 年 5 月より実運用を開始しました。5 カテゴリーを対象として登録しましたが、現状では登録業務は、心臓ペースメーカー等のみとなっています。登録作業は、ME センター所属の臨床工学士のべ 24 名が行っています。表 1-1 に実績を示します。

7. 実運用後見えてきた課題と改善

(1) 2022 年 5 月の運用開始から、マスタに未

表 1-1　心臓ペースメーカー等の登録実績（2022/5/16-2023/1/31）

	2022/05	2022/06	2022/07	2022/08	2022/09	2022/10	2022/11	2022/12	2023/01	
ペースメーカーおよび埋め込み型除細動器	16	23	13	19	19	17	29	22	17	
リード	34	52	29	43	40	33	61	47	38	
その他	4	1	2	0	2	6	1	3	2	
【月合計】	54	76	44	62	61	56	91	72	57	573

登録なものが2件存在しました。いずれもメドトロニック社製品で、全メドトロニック社製品65件中46件がマスタ未登録のため手動登録で対応しました。その後、2022年10月26日にマスタを更新し、未登録であった2件も登録を完了しました。メドトロニック社によるMEDISへの登録が行われたと考えられます。その後、マスタ未登録の発生はありませんが、定期的な（もしくは未登録デバイスが発生した場合）マスタ更新が必要となります。

(2) 当初は、デバイス埋め込み当日、術後にMEセンターにてまとめて登録作業を行っていましたが、入力作業者からの提案で、作業工程を見直し、術中に現場（手術室・血管造影室）でリアルタイムでの登録に変更したところ、より効率的に作業が行えるようになりました。

(3) 当初は、患者認証用に導入していたバーコードリーダーを使用していましたが、GS1コード読み取り速度が遅かったため、厚労科研報告書を参考に、より高性能なバーコードリーダーを導入したところ、読み取りスピードが格段に向上しました。

8. 今後の展開と課題

(1) 現在は、対象範囲がごく一部に限られてい

ます。しかし、この業務が運用に乗れば、今後徐々に拡大させる方針です。現在、耳鼻咽喉科より、人工内耳デバイスの登録希望が出てきています。

(2) 個装GS1コードが貼付されていない物品、マスタ登録されていない物品は、手入力が必要です。本院の場合、目的を明確にし、原則的に個装貼付デバイスを対象とすることを条件としているため、手入力問題は発生していません。

(3) 高度先進医療機関として最新のデバイスを積極的に使用することが多く、そのため、企業のMEDISマスタへの登録や、本院マスタ更新のタイムラグにより未登録製品の使用が多く発生する可能性があります。

(4) 現在は、対象デバイスの使用場所が、血管造影室・手術室と限定されているため、現場での登録に作業フローの見直しを行い、ほぼ実施入力が実現できました。しかしながら、対象拡大により、将来業務フローの見直しが必要となります。最終的には、分散型での登録より、一箇所に集約した登録方式の方がより効率が良いように思えます。

(5) 今回はバーコードによる読み取りにてシステムを構築しましたが、最大の利点は個装

単位でのソースマーキングがなされてい
ることにあります。一品毎の認証が不要な
IC タグによる登録・管理に移行するため
には、IC タグにてソースマーキングされ
ていない現状では、何処かで誰かがそれを
行う必要があり、実現のための障壁は高い
と考えられます。

（大原　信）

Ⅱ- 2

薬剤部における利用の現状と将来

はじめに

医療用医薬品へのバーコード表示については、流通分野におけるトレーサビリティ確保と医療事故防止の観点から標準化が進み、現在では「元梱包装単位」、「販売包装単位」、「調剤包装単位」に至るまで、ほぼすべての医薬品に統一された GS1 データバーが付加されています。薬剤部門では、医療安全の促進と調剤業務等の自動化の推進に、GS1 データバーコードが大きな役割を果たしています。病院内での利用シーンは大きく分けると、受発注を扱う「物流システム」、薬剤部門で運用されている「薬剤部門システム」、病院の医療の中心となる「診療情報システム」があります（図 2-1）。

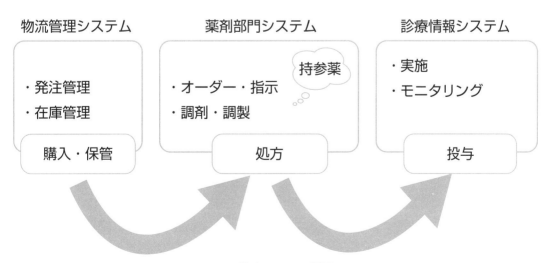

図 2- 1 　院内における利用シーン

1. 対象業務

(1) 発注・納品・在庫管理

　病院における医薬品管理のスタートとなる医薬品ディーラーへの発注は、物流管理システムが行い、その入力は事務部門、または薬剤部が直接入力するケースが多い。発注された医薬品は、納品時に検収作業を経て在庫されます。この際の医薬品の入力単位は、「販売包装単位」で登録されるのが一般的で、納品検収時には医薬品のGS1バーコードを利用する施設が増えています。システムの設計に依存しますが、受発注在庫管理システムでは、納品時の入力と薬剤部各部署への出庫までを管理するシステムが一般的です。

(2) 補充

　物流システムから出庫された医薬品は、薬剤部各部署の処方調剤、注射調剤のための調剤棚・注射棚等へ払い出されます。ここでは、棚への医薬品補充間違いを防止する目的で、各棚にはバーコードが表記され、医薬品の補充時の補充ミス防止に使用する施設が増えています。

(3) 調剤

　調剤時に調剤棚からのピッキング時の取り違いは、多くの施設で起こっている薬剤関連インシデントの原因の1つです。薬剤部門では、これを未然に防ぐ目的で、調剤包装単位にバーコードが付記される以前のJANコード時代から処方箋にバーコードを印字し、棚または医薬品のバーコードとチェックする施設も数多くあり、現在ではGSIバーコードの普及により処方と医薬品のチェックが可能になっています。

(4) 特定生物由来製剤管理

　特定生物由来製剤については、薬事法第68条の9（記録の作成、保管）により、製品名、製造番号、投与日等を含む投与記録を使用日から少なくとも20年間保管することが義務づけられているため、薬剤部門では早くから管理簿作成が進んでいますが、現在ではほとんどの施設が処方オーダと連動した専用帳簿システムを稼働させ、製品のGS1バーコードを読み込む電子帳簿システムを使用しています。

(5) 実施入力

　注射医療過誤防止として、多くの病院で採用している「患者」・「指示」・「薬剤」を実施前に確認する三点認証システムにおいても、直接医薬品のバーコードを使用することも可能となり、実施時に使用されるケースも出てきています。

2. 業務における従来の課題

(1) 医薬品マスタ管理

　医療用医薬品へのバーコード表示についてはほぼ完了し、医療機関における医療事故防止の強化についての成果が問われるなかで、ハードルとなるものに医薬品マスタとその管理があります。従来から医薬品には、その使用用途に合わせて医薬品の添付文書等のデータとのリンク等にも使用される「薬価基準収載医薬品コード」、個別の医薬品を管理する「個別医薬品コード（YJコード）」、医事会計で利用される「レセプト電算処理コード」、そのほかにも「HOTコード」等多くのコードが必要に応じて各システムで管理されています。従来からバーコードを利用した運用システムでは問題も少ないのですが、GS1バーコードの最大の特徴は、実際の作業時に扱う調剤単位に付記されたことであり、そこから生まれる新しい機能、システムに対応するためにも「販売包装単位」、「調剤包装単位」の2種類のマスタの構築と管理が必要であり、施設によってはハードルとなるケースも

あります。

(2) 読み取りデバイス

日常の中で頻繁に使用されるようになると、バーコードを読み取るバーコードリーダーの機能性も重要となります。当初は検収等で使用する一般的製品を使用していましたが、近年はその利用シーンが広がり、軽量化、コードレス等、用途に即した機器も見られようになってきたことから、その選択も作業効率に大きく影響する場合があります。

3. ユースケースの紹介

必須項目である商品コードバーコード表示がほぼ完了し、多くの施設でバーコードを利用した医療安全・効率性の向上、トレーサビリティを目的とした取り組みが始まっています。ここではその1例として、GS1バーコードを利用した自動調剤棚について紹介します。

(1) 導入の背景

下記の4つの課題を解決する目的で、その機能を実装した自動調剤棚を導入しました。
- ①物流システムから出庫後の在庫管理、期限管理のシステム化
- ②調剤時の薬品の取り違え防止
- ③当直時一人薬剤師による調剤の負担軽減
- ④非薬剤師の取り揃えを可能とするシステム

(2) GS1バーコードによる機能

自動調剤棚の各医薬品トレイは、「販売包装単位」、「調剤包装単位」の2つのGS1コードで管理され、開閉はGS1バーコードおよび処方箋のデータで行います（図2-2）。医薬品補充には、「販売包装単位」を利用することでトレイ内の医薬品の数量、製造番号、有効期限を管理します。調剤時には処方箋を読み込むと順

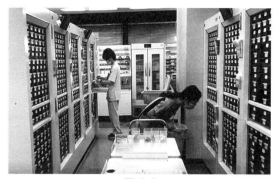

図 2-2

次トレイが開き、調剤必要数が頭上のモニターに表示されます。

(3) システムの効果

医薬品の類似名称医薬品、規格違い等、インシデントは使用頻度の高い内服・外用薬等は自動錠剤棚で管理することでほぼなくなり、夜間の当直者からはシステムを利用することで一人調剤での不安が軽減されました。通常の調剤でも、対物作業となる薬の取り揃えについては、非薬剤師に移行することで、より対人としての調剤に専念できる環境が提供できています。

4. 解決すべき課題

医療機関でのインシデントレポートの内訳でも、医薬品に纏わるインシデント件数は常に上位にあり、医薬品における医療事故防止対策のさらなる強化が求められるなか、医療用医薬品のバーコード表示を利用した医療安全に寄与するシステムは、先進的な医療機関を中心に広がることが期待されています。薬剤部での調剤中心とする対物業務は、急速に自動化システムが進むなかで、医薬品本体を識別する「調剤包装単位」のGS1バーコードは不可欠となっています。そしてさらに、電子カルテを中心とした診療情報システムで管理される病棟・外来等の医療現場に広がろうとしています。このような

環境を構築する裏側には、それを支えるマスタ管理が重要となります。

「調剤包装単位」の普及により、医療事故防止など医療安全に寄与する活用が期待されますが、GS1 コードでは、例えば、「ABC 錠 1 シート 10 錠」と、「ABC 錠 1 シート 21 錠」では、「調剤包装単位」が異なります。そのため単純にオーダリングシステム、医事システムと連携するには若干の配慮が必要となります。理想的には物流システムで管理する「販売包装単位」と、薬剤部門システムや診療情報システムで使用する「調剤包装単位」がリンクし、包装単位の異なる製品に変更した場合には、それに連動してアップデートされることが望ましいですが、各システムで個別にメンテナンスされている施設がほとんどです。その進展を止めないためにも、効率的なマスタ管理が重要となります。

(1) 薬剤部門におけるバーコードの利活用

医療機関において、「バーコード利用に関心がないのか、なぜ、メリットがないという感覚なのか」、「どうすればバーコードを利用したシステムの導入につながるのか」という問題がありました。薬剤部（薬剤師）におけるバーコード利用に関する意見は、表 2-1 のとおりです。

近年は、医療用バーコードリーダーも改良され、薬剤機器メーカーもバーコードを活用した新システムを標準仕様として、積極的に提供を始め、薬剤部門でもバーコードにメリットを感じ、導入を検討している施設が多いのが実情です。

(2) 薬剤部におけるバーコードシステムのさらなる普及に向けて

海外では、イギリスの NHS、ドイツでは EK、UNICO、さらに、フランス、米国では GPO などの政府機関、あるいは、それに代わる公的、私的な機関が、バーコードの導入に積極的に活動しています。バーコード使用により、業務の標準化も考えられ、効率のよい経済的な面にもインセンティブが働くようになりました。また、バーコードによるシステムが普及するためには、患者が自分の服用・使用している薬剤について知ることから始まり、どのように自分の手元に薬剤がとどくのかということについても知ることから始まるといえます。バーコードの利活用が、医療安全という文化が普及している病院であると評価される動向も必要と考えられます。

薬剤部門におけるバーコードの利活用は、医療安全のための一つの手段であり、目的ではありません。しかし、医療（病院）全体における経済性という面からは、薬剤部だけの利用ではなく、病院内における医薬品の上流から下流ま

表 2-1　薬剤領域におけるバーコード利用の目的

●調剤・監査時
  ・患者の取り違い防止
  ・薬の取り違い防止（類似名称、規格違い、等）
  ・ストレスからの開放
●記録の保存
  ・だれが、いつ、だれに
  ・トレーサビリティ
●作業の能率向上
●患者安全

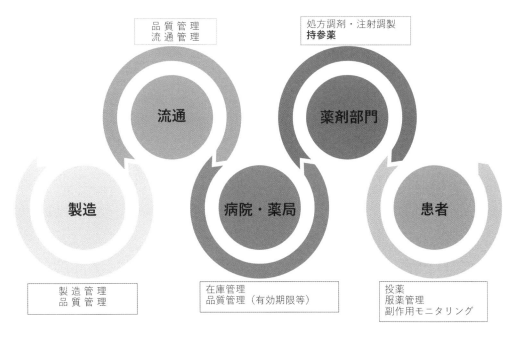

品質管理
流通管理

処方調剤・注射調製
持参薬

流通

薬剤部門

製造

病院・薬局

患者

製 造 管 理
品 質 管 理

在庫管理
品質管理（有効期限等）

投薬
服薬管理
副作用モニタリング

・製造から患者に使用されるまで
・調剤・調製・投薬など医療行為のバーコードによる一元管理
・時間軸による管理

図 2-3　医薬品のトレーサビリティ

でのトレーサビリティにも貢献できるといえま
しょう（**図 2-3**）。

　　　　　　　　（髙橋弘充 、折井孝男）

Ⅱ-3

手術部での医療用バーコード／RFID の活用

1. 対象業務

大阪大学医学部附属病院（以下、当院）では、手術室において医療の安心安全と業務の効率化、平準化に向けて、また手術に関わる看護師の雑務を減らし専門性な業務を行いやすい環境作りを目的に、業務改善を取り組みました。業務改善にあたり、材料部長、手術部長が中心となり、RFID タグによる管理は有効性があると判断し、情報収集を行い、小西医療器のパッケージシステム「PrecisionID（手術管理システム）」（以下、新システム）を導入し本稼働しました。手術部で約 13 万点以上の診療材料に RFID タグを貼付しています。RFID タグを使用した対象業務は、以下の通りです。

①入荷時に診療材料の GS1 をスキャンし、RFID タグの発行＆貼付
②手術前の患者別術式トレイ＋追加診療材料の RFID タグをスキャンし、検品と期限チェック
③手術後の患者別に使用した診療材料の包装と返却された麻酔カートの RFID タグをスキャン
④バックアップ棚の診療材料の RFID タグをスキャンし在庫チェック
⑤棚卸時に在庫の RFID タグをスキャンし残数と期限チェック
⑥預託品の RFID タグをスキャンし在庫チェック が挙げられます。

2. 業務における従来の課題

当院では、手術室内で使用する診療材料・麻酔関連材料・薬品・再生滅菌器材のピッキング、手術後の残数チェックおよび補充、在庫管理はすべて外部へ委託（SPD 業務）し運用管理をしています。通常の手術においては、2 日前に手術が確定された後、SPD スタッフが必要な診療材料等を準備していますが（図 3-1）、手術中に追加になった診療材料や、夜間休日に

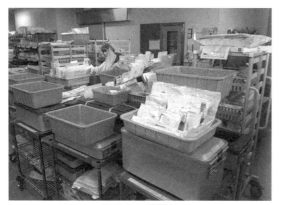

図 3-1　準備品

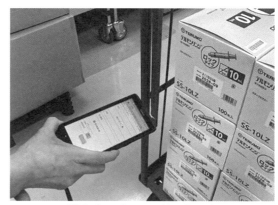

図 3-2　バーコードスキャナ

SPD スタッフが不在時に使用した診療材料を、患者別にすべて把握することができませんでした。

　糸や針をはじめ創傷剤などは、手術までにサイズを特定し準備することは難しく、手術中に医師より指示され診療材料を追加で使用することが多々あります。

　また、救急搬送された手術への対応の場合、手術までに必要な診療材料をすべて用意することができないため、追加で使用した診療材料を捉えるのが難しいのが大きな課題でした。

　また、使用実績やコストを取るために診療材料にシールが貼付し、使用時にそのシールを台紙に貼る業務が看護師となるため、貼る作業や貼り忘れなどが発生し、かつ貼付作業自体の心理的負担がありました。

3. システム概要

　当院は電子カルテ等、基本システムは NEC の「Mega-Oak」を 15 年前から採用し、使用しています。「Mega-Oak」でできない業務（定数払出表・コストラベル発行・患者別使用実績など）は、小西医療器が開発したシステムが稼働していました。新システムを導入した運用は下記の通りです。

【診療材料入荷時】

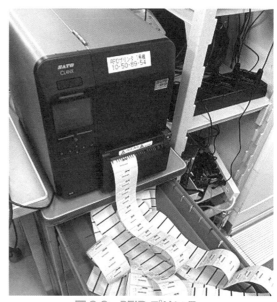

図 3-3　RFID プリンター

①検品後、バーコードスキャナ（図 3-2）で診療材料に貼付されている GS1 を読み込む。

②GS1 読み込みと同時に、RFID プリンター（図 3-3）より個装の RFID タグが印刷される。

③RFID タグを診療材料 1 本 1 個に貼付する。

【手術前】

①手術の 2 日前に、電子カルテに入力した手術予定を新システムに取り込む。

②必要な術式セットと追加材料のピッキング。

③ピッキングした診療材料を、RFID ハン

ディスキャナで有効期限チェック。

【手術後の流れ】

① 手術で使用した診療材料の包装を回収。

② タブレットで手術オーダーを選択し、RFID スキャン BOX の中に回収した袋を入れスキャン（**図 3-4**）。

③ 戻ってきた麻酔カートは、RFID ハンディスキャナで読み込み（**図 3-5**）。

④ 薬品は残数を確認しシステムに入力。

⑤ 持込材料も後からシステムに入力。

⑥ 医事課へ、保険償還・条件償還材料の「患者別使用実績」を紙媒体で提供し保険請求

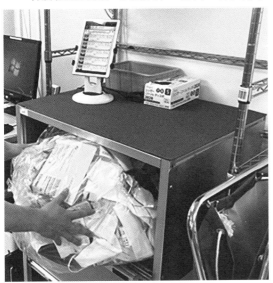

図 3-4　RFID スキャン BOX

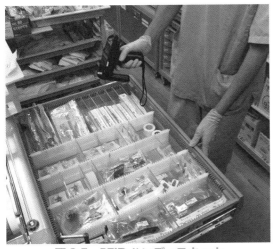

図 3-5　RFID ハンディスキャナ

に活用。

⑦ 経営企画係へ、診療材料・薬品の「患者別使用実績」をデータで提供し分析に活用。

4. システムの効果

当院では、診療材料にコストシールを貼付し、使用後は台紙にシールを貼り、システムに入力をして患者別消費をとっていました。手術前の準備時には、シールを台紙に貼る作業は 100％行うことができますが、手術中に手術室の中で台紙に貼る作業は 100％行うことが難しかったです。また、手術中の追加材料に関しても、100％消費をとることができませんでした。また、安価な診療材料は、残数チェック後にシステム入力していました。

RFID タグを貼付することにより、シールの回収漏れ、追加材料の取得、システムのへの入力ミスがなくなり、確実に迅速に患者別消費のデータが取得可能となりました。現在は、医事課へは紙媒体での提供ですが、NEC の「IBARS」へデータ受け渡しも検討中です。

また、手術室内には大量の診療材料を在庫しています。年に 2 回の実地棚卸は、在庫数量と期限チェックして、システムへの入力をし、棚卸データを作成するのに 4 日以上かかっています。約 13 万点を RFID ハンディスキャナ 4 台で読み込めば、棚卸差異のチェックも含め 4 時間で完了します。バックアップカートなど、定期的な循環棚卸をすれば、欠品や在庫削減が可能です。

また、預託品や高額材料は定期的に棚卸を行い、差異を調査し、使用患者の特定や欠品の防止に RFID タグを活用しています。

5. 導入のための手順・取り組み

今後、同様のシステムを導入しようとしてい

る医療機関の参考として、以下の説明をします。当院では、システム導入から手術室21ルーム本稼働までに、1年以上かかりました。手術室での運用や診療材料の管理など、医療機関によって運用がまったく異なると思われます。パッケージソフトを導入すれば、すぐ稼働するわけではありません。すべての診療材料にRFIDタグを貼付するには、かなりの時間を要します。

まずは、現在の運用を大きく変えず、その運用の中でどのようにRFIDタグを使っていくかの検討が重要だと思います。また、業界に精通したシステムベンダーに入ってもらい、全ルームを一挙に稼働させるのではなく、段階的に稼働していくことが重要です。

6. 解決すべき課題

RFIDタグを使用していくにあたって、いくつかの課題があげられますが、大きく分けて6つの課題にまとめました。

(1) システム

当院で導入したシステムは、パッケージソフトです。このシステムは、RFIDタグの印刷から患者別使用実績を取得するまでであり、品目マスタ、術式やトレイ別の材料情報、手術オーダーなど、基幹システムからの取り込みや、品目マスタを管理する物流システムが必要です。現時点、RFIDタグを使用した手術管理システムのパッケージは、他に聞いたことがありません。RFIDタグを使用した運用を検討した場合、それに伴うシステムが必要で、新規で開発すればかなりの費用が掛かってしまいます。当院では、新たに物流システムも再構築し、部署請求・発注から患者別消費・マスタメンテナンスを1つのシステムで稼働しています。

(2) 機器の選定

2年前のシステム導入時は、RFIDスキャナの需要が少なく、高価で種類もすごく少ない状況でした。まだまだ、機器が発展途上で、機器の選定は難しかった。特に、トレイの検品や包装を回収した袋のRFIDタグの読み込みは、当初RFIDハンディスキャナで行っていました。RFIDハンディスキャナは、一度に大量のRFIDタグを読むことができず、高出力で一度に大量のRFIDタグが読めるRFIDスキャナBOXをオーダーメイドで作成しました。それにより、ストレスなくRFIDタグが読み込めるようになりました。

(3) RFIDタグの大きさ

当院がシステムを導入する時、「針1本まで貼付できるタグ」を条件に出しました。読み取りの距離は短くなっても良いので、小さいタグの開発を依頼し、現在のタグの大きさとなりました（図3-6）。

しかし、今後薬品もRFIDでの運用を考えると、アンプルやバイアルなどへの貼付可能なRFIDタグが必要になり、タグメーカーに開発を依頼中です。現在のRFIDタグの読み取り距離は3mまで読み込み可能ですが、読み取り距離は1mでも良いのでせめてRFIDタグの大き

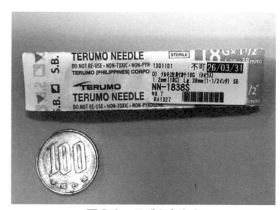

図3-6　タグの大きさ

さは今の半分以下を希望しています。

(4) RFID タグの方向

　診療材料は小さなものが多く、また箱にぎっしりと、かなり重なり合って入っているのが現状です。RFID タグは、重なり合うと読み込むことができません（図 3-7）。読み込む方向が非常に重要になり、RFID タグの貼付する位置、貼付後に箱に戻す場合の方向、棚に並べる時の

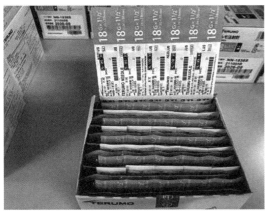

図 3-7　重なり合うタグ

方向などを考慮する必要があります。

(5) GS1 バーコードからの情報収集

　品目マスタと RFID タグを紐づける作業は、診療材料に貼付されている GS1 バーコードになります。GS1 バーコードの貼付率はかなり上がってきていますが、まだ、以下のような問題があります。

　① GS1 と JAN のバーコードが隣接しているため、JAN をスキャンすると、ロットと有効期限が取れない。

　②個装に GS1 がなかったり、ロットおよび有効期限の情報がない場合がある。

　③規格変更などで JAN コードの変更が多く、新旧 JAN コードのマスタメンテに労力がかかっている。

　④海外の GS1 と日本の GS1 の両方が貼付されている。

　⑤雑品に GS1 バーコードが貼付されていな

い。

　各団体の協力をいただき、上記の問題をクリアしていただきたいと思います。

(6) RFID タグの価格

　まずは価格です。まだまだ高価であるのが現状です。需要と供給のバランスが取れていないので、今後需要が増え、価格が安くなることに期待をしています。近い将来、5 円／枚以下にはなるのではないかと思っています。

　　　　　　　　　　　　（武田理宏、宮地秀之）

Ⅱ-4

整形外科預託材料への RFID の活用

1. 対象業務

　国立国際医療研究センター病院（以下、NCGM センター病院）では、整形外科領域の預託材料を中心に RFID による業務のデジタル化を進めるシステムの構築を行いました。システムの目的は、預託材料の入荷検品業務、返却検品業務の効率化、電子カルテへの使用登録の効率化、使用材料のシリアル番号の登録など、電子カルテシステムへの登録内容の充実、医事会計システムとの連携による保険請求業務の効率化です。従来の目視による読み合わせで行われてきた業務や、手入力により登録されていた業務に、RFID を活用する可能性について検討し、実証を行いました。

2. 業務における従来の課題

　医療機関で用いられる医療材料には、主に消耗機材を中心とした、病院がディーラーより買

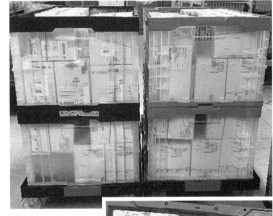

図 4-1
1 患者当たりの整形外科の預託材料
人工股関節全置換術（両側）の1 症例当たりの預託材料（図上）75L コンテナ4ケースには、隙間なく材料が詰められている（図右）。

い取る医療材料と、外科のインプラント製品などに代表される、高価で規格が多岐にわたる医療材料を対象とする預託材料があります。整形外科の手術で用いられるインプラントも、預託品が用いられる。図4-1は、人工股関節全置換術（両側）で、手術室に運びこまれる1患者当たりの整形外科の預託材料です。およそ400個の材料が手術室に持ち込まれ、そのうち10数個が使用され、残りはすべて返却されます。従来は、手術室搬入前に伝票と見比べて確認し、手術後の返品も目視でカウントするとともに、病院側が使用したと申告した医療材料以外が確実に返却されていることを確認していました。

3. システム概要

大量の納品と大量の返品の物品と、伝票の目視による確認作業をRFIDにより効率化するシステムを構築しました。これまでにも、院内物流等へのRFIDの活用は、いくつかの医療機関で検討され、実施もされてきました。その際に、最も大きな障害となり、また議論となるのが、誰がRFIDを貼付するかという問題でした。多くの場合、SPD事業者やディーラーが貼付することになりますが、整形外科インプラントの場合、一般社団法人米国医療機器・IVD工業会（AMDD）（参考資料8を参照）が、GS1標準に準拠したRFIDフォーマットをAMDD標準として定め、整形外科領域を中心にメーカー自身が商品にRFIDを貼付する取り組みが始まっています。

これは、メーカーが医療機関のためにRFIDを貼付しているのではなく、メーカー自身の流通・在庫管理に活用するために貼付しているものです。メーカーが使用しているRFIDが、GS1標準に準拠しているため、メーカー以外のディーラーおよび医療機関でも活用できる状況にあります。そこで、メーカーが貼付した

RFIDを活用して、以下の業務の効率化を目指したシステムを構築しました。

・「整形インプラント」の短期貸出品を対象とした、RFIDの活用による入荷検品および返却検品作業における物流品質および作業の効率化
・手術実施記録業務の軽減化および精度の向上
・手術実施データ（使用物品および数量情報）の可視化および精度の向上

（1）院内物流システムの改修

整形外科インプラントはオリコンで納品されるため、オリコンのまま一括でRFIDの読み取りが可能なトンネル型ゲートを導入しました。このトンネル型ゲートと連携するようシステムを改修しました。

① データ交換に関わる運用の構築

RFIDを利用して、一括読み取りを行う際の最も大きな問題は、読み残しの問題です。そのため多くの場合、事前に納品情報を手に入れ、それを消し込むという処理を行います。それによって、RFIDの一括読み込みデータが納品書と一致しているかどうかの検証が可能となります。そのための納品データの受け渡し方法およびタイミング、データフォーマットの調整をメーカーおよびディーラーと行いました。本事業では、メールによってCSV形式の納品データを受け取る運用としました。

② RFID管理システムの構築

トンネル型ゲートの読み取り情報を取り込み、納品データを消し込むプログラムを院内物流システム上に構築しました。また、返却情報の差分から、請求情報を生成する仕組みも構築しました。

③ マスタの整備

当センターに貸し出される可能性のあるイン

プラント製品については、マスタの商品情報を
最新状態に更新しました。

(2) 電子カルテシステムの改修
① 手術材料登録システムの RFID リーダー対応改造

すでに構築済みのバーコードに対応した手術
材料登録システムに、RFID リーダーからの読
み込み機能を追加しました。

② RFID のシリアル番号を登録する機能の付加

GS1 標準の RFID の EPC 領域に格納されて
いるシリアル番号を取り出し、電子カルテに記
載する機能を追加しました。これにより、どの
シリアル番号のインプラントが患者に使用され
たかの情報が電子カルテデータベースに格納さ
れ医療安全に寄与する機能を実現しました。

4. システムの効果

(1) 納品・検品における効果

入荷検品のシステム導入前後の状況を図 4-2
に示します。

システム導入の効果測定として、1 症例当た
り、従来の方法による入荷検品作業と、システ
ムによる入荷検品作業の両方を実施する評価を
3 症例について行い、作業時間を測定しました。
従来の目視の場合、作業時間は平均して 13.5
分でしたが、RFID による一括読み取りの場合、
平均して 1 分 30 秒で完了し、89% の入荷検品
時間の短縮が可能となりました。

(2) 使用物品の登録における効果

NCGM センター病院では、これまで手入力
により行っていた手術材料の使用入力を、現
在は GS1 バーコードを用いて行っていますが、
この実証では整形外科のインプラントに関し

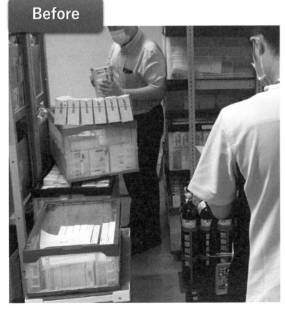
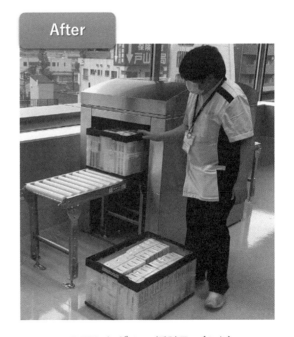

伝票の読上げと目視による検品（2人）　——————▶　RFIDタグの一括読取（1人）

図 4-2　納品・検品のシステム導入前後の比較

てはRFIDによる読み取りに移行しました（図4-3）。

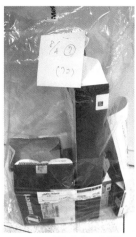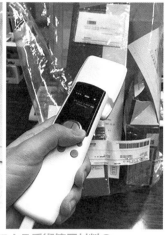

図 4-3　RFID による手術使用材料の
電子カルテへの一括登録
左が使用した材料をまとめた袋で、
右が RFID でスキャンしている様子

　整形外科の手術後に、手術室から使用した材料の空き箱がビニール袋に入れられて手術室のクラークに届けられます（図4-3左）。

　バーコード入力の場合には、袋から取り出して一つ一つ読み取る必要がありましたが、RFIDの場合は、図4-3右のようにビニール袋の上から一括で読み取ることが可能です。

　8症例について、手入力による登録方法、バーコードによる登録方法、RFIDによる登録方法を8症例すべてに実施し、比較を行いました。手入力の登録作業の場合は平均3分41秒、バーコードによる登録では平均54秒、RFIDによる登録では平均6秒でした。また、RFIDによる登録は、袋から空箱を出すことなく読み取れることで、感染防止にもつながる効果もあると考えられます。

　電子カルテに登録された使用材料は、医事会計システムに送られ、会計計算がなされます。診療報酬請求面での効果として、RFIDによる使用材料の登録は、手入力に比べた正確性と、手入力やバーコード入力に比べた入力漏れの防止が期待できます。

5. 導入のための手順・取り組み

　今後同様のシステムを導入しようとしている医療機関の参考となる情報を示します。

　AMDDの取り組みにより、整形外科インプラントのGS1標準準拠のRFIDのソースマーキング（メーカーでの貼付）が進んでいます。この領域に関しては、誰がRFIDを貼るのかという問題は解決しつつあるため、RFIDによる一括読み取りシステム導入のハードルは下がってきています。整形外科インプラントの預託品の入荷検品、返却検品業務の効率化は、SPD事業者やディーラー側にも多くのメリットがあるため、SPD事業者やディーラーを巻き込みながら進めることが必要です。

　一方、手術で使用した物品を電子カルテに登録し、医事会計システムと連携して、会計計算を行うシステムについては、医療機関側の業務の効率化に資するものです。短時間でもれなく使用物品を登録できることは、診療報酬請求漏れの防止にも役立つでしょう。

　また、メーカーが貼付したRFIDを活用して、シリアル番号を電子カルテにも登録することは、メーカーから患者への使用までのトレーサビリティの確保にもつながります。バーコードによる医療材料登録のシステム化を検討する際には、RFID対応についても視野に入れておくことで、拡がりつつある医療材料のRFID活用の流れを積極的に捉え、バーコード以上の業務の効率化や、適正化へつなげる可能性を確保しておくと良いでしょう。

6. 解決すべき課題

　GS1 標準に準拠した AMDD 標準の RFID については、現在すべての整形外科領域のメーカーが対応しているわけではありません。今後業界団体として、AMDD 標準の RFID の貼付を進める方向で動いているとのことであり、スピード感をもって業界一体となって、普及推進が図られることを期待しています。

　一方で、AMDD 以外の国内の医療材料産業界での RFID に対する対応は、今のところ大きな動きは見えてきません。日本のメーカーにおいても、是非とも医療機関のためではなく、自社の物流、在庫管理の一環として、メーカー側での RFID の活用を進めていただきたいと思います。そして、メーカーが自社のために利用する RFID を、メーカーだけでなく、ディーラーや医療機関でも活用できるようにするために、その際には、是非とも GS1 標準の RFID フォーマットを採用していただくことを強く要望いたします。

（美代賢吾）

II-5

RFID を利用した心臓カテーテルデバイス管理システムの構築

1. 対象業務

病院における循環器領域での心臓カテーテル医療材料管理です。

2. 業務における従来の課題

物品管理は、医師・看護師・臨床工学技師・放射線技師など、現場の医療職によって管理されています。しかし、待期症例・緊急症例で役割分担が異なることがあり、正確なカウントが困難でした。また、物品の開発サイクルが短く、物品の把握に専門的知識が必要で、夜間休日にも必要物品の調達が発生し、SPD を基本としつつも卸業者の協力が不可欠であるなど、実際運用上の問題がありました。さらに、システム化が遅れ、使用済みデバイスのケース・伝票から、物品を人力で同定・カウントする方法が継続している施設が依然として多く存在しています。これはトレーサビリティの確保のみならず、

物品管理にタイムラグが生じることから、医療の質や病院経営にも障害を及ぼす状況でした。

3. システム概要

本研究において、ウイン・インターナショナル社とともに、RFID 読み取りに対応した"信蔵君"システムを開発しました。データベースを備えたアプリケーションをインストールした PC に、RFID スキャナーを接続したシステムで、カテーテル検査3室を擁する自治医科大学附属さいたま医療センター血管造影室に設置し、本システムを用いた新たな業務フローを定義し、従来群と情報伝達の所要時間、正確性についての検証を行いました（**図 5-1**）。

4. システムの効果

2021年4月1日から2021年12月28日までの期間、対象物品は 1,069 件にのぼりました。内訳は、薬剤溶出バルーン110件、ロタブレー

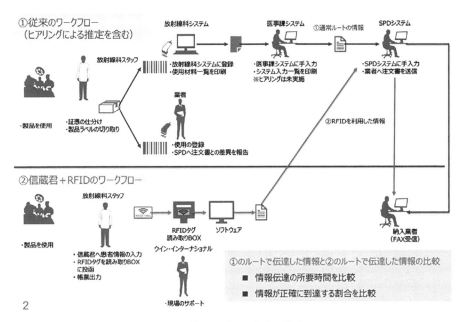

図 5-1　信蔵君と検証試験の業務フロー

ター 113 件、ガイドワイア 846 件です。

　結果を図 5-2 〜 図 5-5 に示します。件数は月毎に増加しました（図 5-2）。情報伝達時間は、RFID 群で有意に短縮されています（図 5-3）。

　月別件数では、経時的に増加傾向にもかかわらず、情報伝達時間は一貫して RFID 群で短縮を認めました（図 5-4）。また、情報未達割合も、全体では RFID 群で低下しました（図 5-5）。RFID 群では経時的に低下傾向を認めました。

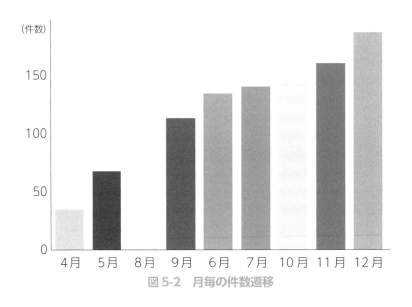

図 5-2　月毎の件数遷移

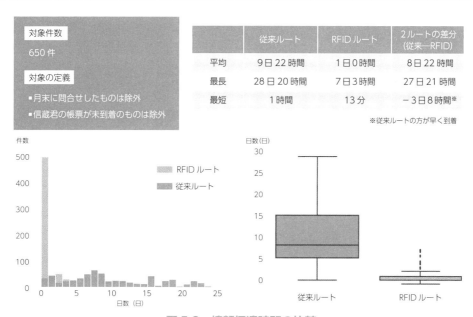

	従来ルート	RFIDルート	2ルートの差分 (従来—RFID)
平均	9日22時間	1日0時間	8日22時間
最長	28日20時間	7日3時間	27日21時間
最短	1時間	13分	−3日8時間※

※従来ルートの方が早く到着

図 5-3　情報伝達時間の比較
RFID 群において期間短縮を認めた。

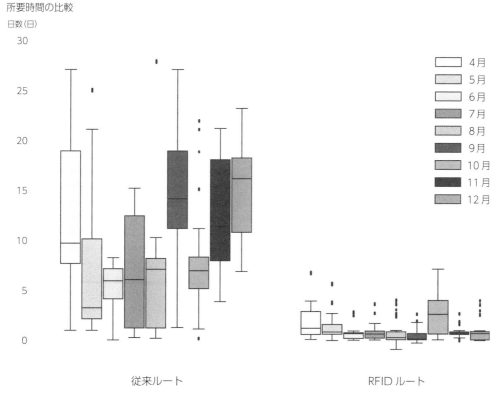

図 5-4　月別情報伝達時間の比較
総じて RFID 群で期間短縮を認めた

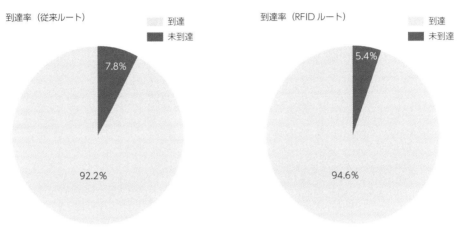

件数の比較	従来ルート	RFIDルート
対象（件）	1058	1058
到達（件）	975	1001
未到達（件）	83	57

対象件数 1058 件

未到達の定義

- 信蔵君ルート：帳票が未到達
- 従来ルート：月末問合せを行わなかった群の所要時間の75パーセンタイルを閾値として、問合せを行った群の所要時間が閾値を超えたもの

到達率（従来ルート）　到達　未到達

7.8%

92.2%

到達率（RFIDルート）　到達　未到達

5.4%

94.6%

図5-5　情報の未達割合
RFID群で未達率は少ない傾向であった

5. 導入のための手順・取り組み

今回開発された"信蔵君"は、簡便な機能と比較的低コストで実現できるシステムであり、現場に合わせた導入が容易と考えられます。さらに、クラウドシステムを用いることによって、製品マスタは常に最新に更新され、遠隔でのトラブルシュート対応も可能となり、さらに実用化が容易となっています。

6. 解決すべき課題

本研究では、検証用に必要最小限のシステム構築を行ったため、一部の製品マスタのみ備えた部分システムに留まっています。また、端末は1台で開始し、3室で発生した物品を1台で管理しました。その後、3室それぞれでタブレッ

ト端末を備えたローカルネットワーク化が図られています。さらに、システムをクラウド化することで、常に最新の製品マスタに対応した実用システムとする予定です。業務の標準化も課題ですが、本システムがほとんどの物品に対応した次バージョンにおいて策定することを計画しています。

今後、物品に関するデータと医事会計、医療的分析、経営的分析、ロットの追跡を、リアルタイムにダッシュボードとしてモニタリングを可能とするアプリケーションの作成により、本システムの実用化と有効性を検証します。

（藤田英雄）

Ⅱ - 6

総合滅菌管理システムによる
トレーサビリティの確保と
労働生産性の向上

1. 対象業務（医療機関材料部での活用のユースケースとベストプラクティス）

　福井大学医学部附属病院（以下、福井大学病院）では、2014 年より GS1 標準を用いた総合滅菌管理システム（以下、システム）の導入と運用を行っています（図6-1）。手術用器具一本ごとに UDI（Unique Device Identification：機器固有識別子）を GS1 DataMatrix（2 次元シンボル）と呼ばれるデータキャリアで刻印し、個体識別を行っています。以来 6 年間にわたる運用により、手術医療におけるトレーサビリティの確保だけではなく、手術準備作業の労働生産性の向上にも効果があることを明らかにしてきました。これらの実績が評価され、モバイルコンピューティングの普及促進団体である MCPC（モバイルコンピューティング推進コンソーシアム）が主催した MCPC アワード 2019 にて総務大臣賞を受賞し、日本看護協会が実施した看護業務効率化先進事例収集・周知事業アワード 2019 において特別賞を受賞しました。

2. 業務における従来の課題

　手術室で再生使用されている医療器具の多くは鋼製器具であり、その安全使用、感染対策として洗浄・滅菌と使用に関して、トレーサビリティ確保が推奨されています。また、2016 年には、医療製品識別とトレーサビリティ推進協議会（議長：落合慈之）が発足し、普及を推進しています。しかしながら、履歴を管理しようにも、医療機関が現有している鋼製器具のほとんどには、個体識別コードが付与されていません。導入前調査において、手術コンテナ間で鋼製器具の入れ替わりがあるか調査したところ、約 30％のコンテナにおいて交差があることが判明しました。そのため、コンテナを最小単位とする管理方法では、だれにどの器械が使用されたか、正確な記録が取れない状態でした。また、滅菌処理方法や滅菌期限のチェックなど、

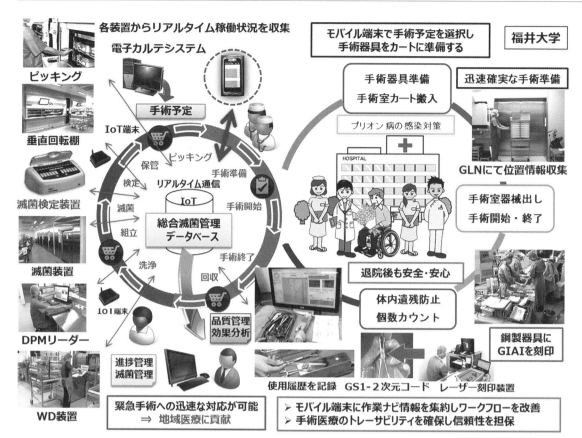

図 6-1　システム概要図

再生処理装置（洗浄・滅菌器・品質検定装置）のデータは、各機器メーカー専用の履歴管理システムによって個別管理されていました。

中材関連業務では、医療器械の滅菌管理業務は、器械の複雑性などの理由から専門性が高く、さらに、その専門的技能の習得にはかなりの時間を要する一方で、短期間でスタッフが離職するなどスタッフの定着率が上がらないことが課題でした。また、術者によって器械の呼び名が違う、準備手順が統一されていない、緊急手術時に器械を探し回るなど、滅菌管理部と手術部間のデータ連携が課題でした。そこで総合滅菌管理システムを自主開発し、両部門の業務効率化と労働環境改善の実現を目指すことにしたのです。

3. システム概要

（1）導入コンセプト

企画時よりシステムでは、単なる滅菌管理だけに留まらず、IoT を用いた総合的な手術準備支援システムとして、ワークフローの改善を心がけました。システム（トレーサビリティサーバー群）は、専用ネットワークに接続され、手術予定や手術に必要な器材の情報は、電子カルテより取得されます。サーバー群は、鋼製器具UDI 管理、手術器械使用履歴管理、洗浄滅菌BI 履歴管理、ピッキング工程管理から構成され、機器間で特殊通信網を形成しています。

（2）GS1 事業者コードの取得と GIAI、GTIN および GLN コードの使用

手術用鋼製器具を含む病院保有器材を GS1

標準に準拠し、個体識別（UDI：Unique Device Identification）管理するため、福井大学病院では、GS1事業者コードを取得しました。一次元、二次元シンボルとも、すべてGS1標準バーコードを使用するものとしました。鋼製器具などの病院保有資産に対しては、Global Individual Asset Identifier（GIAI：資産管理識別コード）および、GTINを使用しました。また、保管および使用場所に対しては、GLN（Global Location Number）を使用することとしました。

(3) 鋼製器具への二次元シンボル刻印と読み取り

　複数回再生使用される鋼製器具に対する二次元シンボルの刻印は、院内に設置したレーザー刻印機を用いて行いました。手術部既存の鋼製器具約1万7,000点への刻印と、登録作業には約1年を要しました。外来や病棟の鋼製器具約1万3,000点への刻印作業は、運用と並行して実施しました。二次元シンボルの読み取りは、DPM専用リーダ（型式：DPMR）を使用しています（図6-2、3）。滅菌コンテナ（以下、コンテナ）の本体、滅菌バッグなどで包装した滅菌物のトレーサビリティは、GS1 DataBarによる管理としました。

図6-2
レーザー方式により従来の刻印方式では、不可能な直径3mm以下の器械も個体管理が可能。

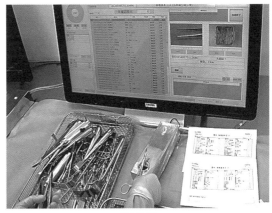

図6-3
鋼製器具一本一本の二次元シンボルを読み取り、手術器具のトレーサビリティを確保。

(4) 携帯情報端末

　スマートフォン型携帯情報端末には、独自開発のアプリがインストールされており、院内ネットワークを経由して、電子カルテから取得した手術関連情報や作業ナビゲーションが画面に表示されます（図6-4）。タッチパネルと光学バーコードリーダーが種々の作業プロセスで使用され、今回のトレーサビリティシステムの運用上の要となっています。

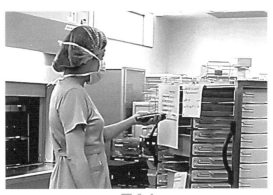

図6-4
携帯情報端末にて手術コンテナの滅菌期限などが自動的にチェックされる。

(5) 垂直回転棚と固定棚

　垂直回転棚（自動倉庫）は、本システムに合わせて開発しました。リアルタイム情報モニター画面（タッチパネル）が設置されているの

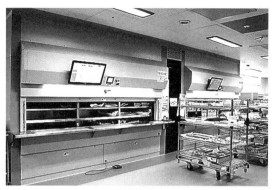

図 6-5
回転棚は、携帯情報端末の手術準備ナビ機能で自動回転し、収納やピッキング作業を行う。

が特徴です（**図 6-5**）．コンテナやセット組みされた滅菌物（滅菌バッグまたはクルム材で包装）が収納され、電子カルテと連携した手術スケジュールナビ機能により、携帯情報端末から操作し、ピッキング作業が行えます。物品の種類と数量、および格納位置を紐付けるため、固定棚を含むすべての棚ごとに GLN のバーコードが貼付されています。GLN は、手術室の入り口や室内など、デリバリー位置情報を確定するため、病院内の約 1,000 箇所に設定されています。

(6) 洗浄・乾燥・滅菌装置および BI リーダの IoT 化とリアルタイム情報

　洗浄・滅菌装置、乾燥器、垂直回転棚、および生物学的インジケータ（BI）は、専用 IoT 端末を用い、リアルタイム通信にて稼働状況をモニタリングしています。携帯情報端末にて、機器の運転状況、垂直回転棚の準備指示や、BI の残時間などが移動中も確認できます。また、手術準備カートの位置情報を収集することで、適切な手術室への搬入確認や、急な手術室の変更にも対応が可能となっています。稼働状況は、専用 IoT 端末とネットワークを介して、リアルタイムにトレーサビリティを確保するシステム構成としました。

4. システムの効果

(1) 医療安全および作業改善効果

1）鋼製器具の二次元シンボルのスキャン回数は、2021 年に延べ 600 万回を超えており、手術部だけではなく、外来や病棟向けにも運用を開始したことから 1 日平均、約 5,000 回の読み取りを行っています。

2）滅菌管理部での手術 1 件の器械組み立てに要する総平均時間は、2015 年の 566.3 秒から 2017 年には 312.8 秒となり、253.5 秒の削減につながりました。

3）手術セットの組み立てミスは、導入前の年間 15 件から本稼働とともに減少し、2017 年には 1 件になりました。セット組作業の間違い率は、2013 年 3,054ppm から、2017 年には、175ppm となりました（**図 6-6**）。

4）システムでは、患者情報と術式ごとに、手術器械の UDI と、洗浄と滅菌方法を自動チェックしています。滅菌スタッフや手術スタッフが持つスマートフォン型端末と連携しているため、滅菌プログラムの選択ミスをその場で検出し、未然に防ぐことができます。また、携帯端末で BI のリコールや、検定終了時間を把握できるため、手術スケジュールの正確な管理が可能になりました。過去に発生したリコール事案では、器具の位置情報により、約 10 分で回収が完了しました。

5）鋼製器具、および機材の正確な使用状況の把握により、コンテナの共通化やムダな器具の購入防止と、不足しがちな器具の補充により、メンテナンス費用と購入費を適正化でき、経費を約 120 万円削減しました。これらにより、無理のない手術スケジュールが可能になり、手術件数の増加につながりました。

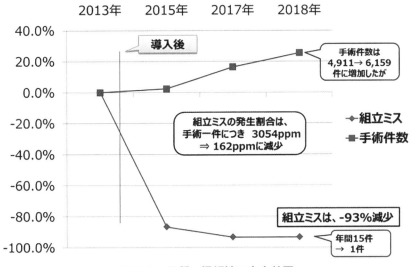

図 6-6 　品質・信頼性の向上効果
システム稼働後に組立ミスが年間 1 件に減少

6）導入前の手術器材（鋼製小物）の総数は、正確に把握できていませんでした。システムの稼働により、1,327 種類、2,049 製品が把握できました。2017 年より手術部以外の定数配置器材も、個体管理を適用し、保有数は 31,078 本となり、鋼製器具個体管理システムの完全運用を達成しました。

7）術後カウントにより、器械の体内遺残防止や、トレーサビリティを確保することで未知の感染症が後で分かった場合、対象者の把握や感染の拡大を抑えられる体制が整備できるなど、医療安全の質向上が実現しました。

（2）費用対効果

1）組立工程に係る労務時間は、年間約 4,000 時間、手術カート準備作業は、年間 971 時間、計 4,971 時間の効率化を達成しました。運用開始から 4 年間で、手術件数が約 20% 増加したにもかかわらず、作業効率が 34% 上昇し、超過勤務時間は 80% 減少しました（**図6-7、8**）。また、手術器械の位置情報により、緊急手術申込み時の手術部看護師の迅速な判断に繋がるなど、看護業務の効率化を実現しました。

2）滅菌管理に関わる人員では、システム導入前は、手術部看護師や看護助手による洗浄、組み立てや、滅菌作業への応援が必要でした。導入後は、手術件数が年間約 6,000 件と増加しましたが、システムの運用に伴い応援要請を回避できました。これらの就業時間を 8 時間常勤に換算すると、2013 年当時は 13 人、2017 年は 12 人でした。

3）2017 年の労務費は、滅菌管理部で、導入前の 2013 年比で約 2,500 万円のコストダウン[1]を達成しました。導入後 4 年間のコストダウン総計は、約 6,800 万円でした。手術 1 件あたりの労務費コストは、2013 年の約 1 万 6,000 円から、2017 年は約 1 万 1,000 円となり、導入 4 年目で約 30% の大幅な削減を実現しました。

---

* 1 　システム導入前の 2013 年当時と同じ設備と人員構成で、2017 年の手術件数を行ったとした場合。

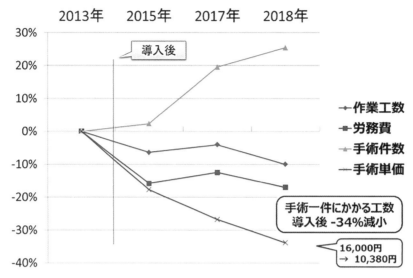

図 6-7　費用対効果・労働生産性の向上
手術 1 件あたりの中材業務の工数が -34% に減少

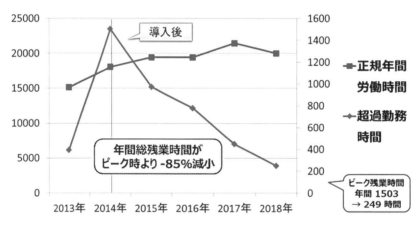

図 6-8　労働生産性の向上による働き方改革を実現手術
件数は 20% 増えたが、年間総残業時間は減少した。

(3) 手術部での導入効果

1) 手術カート準備作業のタクトタイムが 2 日
から 1 日になり、仕掛品のカート数が半分
になりました。従来手術予定日の 2 日前に
準備をしていたところ、手術準備完了／未
完了がスマートフォン・大型表示パネルで
把握できることで、前日の準備が可能にな
りました。

2) 滅菌された製品のバーコードをスマート
フォンで読み取るだけで手術用器械が準備

でき、器械マスタ情報も標準化されている
ため、器械の知識がない人でも手術準備が
可能になり、アウトソースへ完全移行でき
ました。

3) 手術器械の位置情報により、手術件数が 1,134
件増加（年間手術件数 6,159 件／ 2018 年）
しても、看護師 1 名のみで器械準備業務が
確認でき、緊急・追加手術への対応もアウ
トソースで可能となりました。

4）システム導入前までは、器械の確認に時間がかかり、手術部看護師の本来の仕事に割く時間が取られていたが、導入後は集中して手術医療・手術患者に集中できるようになりました。

5. 導入のための手順・取り組み

今後同様のシステムを導入しようとしている医療機関の参考となる情報を、以下に記します。

1）総合滅菌管理システムでは、洗浄・滅菌装置などはもとより、乾燥器、BI リーダ、回転棚などほぼすべての機器をネットワークに接続し、リアルタイム管理を行っています。中材業務の DX 化を進めるにあたり、機器の選定において通信に対応していない機器や、収集に伴うソフト・ハードウエア改修費用を別途必要とする機器は、機種選定時の技術審査にて選定より除外することが重要です。

2）鋼製器具への刻印作業は、滅菌管理部内で専用レーザー刻印装置にて行うことで遅滞なく UDI に未対応な購入品への刻印や再刻印が可能になります。

3）鋼製器具の GS1 DataMatrix は、ヘガール持針器など表面硬度が高い器具において、再生処理回数が増えることで刻印が薄くなり、読み取りに時間がかかる場合があります。検討時に薄くなった刻印や、細い器具に対する読取装置の評価は、再刻印の頻度や読取り不能品を減らすことができるため重要です[2]。

---

* 2　追加情報：医療機器などへのダイレクトマーキング運用ガイド
https://www.gs1jp.org/gshealth/disclosure/pdf/202002_Direct_Marking_Guide_1.2.pdf

4）スタッフ側の個人装備として、専用光学系付きバーコードリーダーを有するスマートフォン型の情報端末を推奨します。これにより作業への柔軟な対応が可能になります。

5）導入開始予定の 1 年前までに、器械の名称・規格の統一、セット名称・表示の統一を導入前に関係する診療科と調整を行います。当院でも手術器械の名称・規格の統一や同一器械でも、術式によって名称が異なるなど、院内で統一されていませんでした。例えば、“肝切”で使用している「サテンスキー」は、PD 追加で使用している「血管鉗子」と同一器械であることが導入後判明しました。この対策として、用語の定義を明確化し、使用する用語を統一して術者、手術部および滅菌管理部のスタッフ間で、共通認識を持つようにしました。加えて、コンテナ・洗浄バスケットの表示と、セットメニュー表などのセット名称を統一しました。これらの導入前準備作業が終わっていない場合、運用開始時点で、手術スタッフの混乱を招く原因になるため十分な注意を要します。

6. 今後の進展と目標

総合滅菌管理システムでは、企画時より自主開発を行ったことで、当初の目的を十分に達成することができました。しかしながら、中材業務および手術全体を通じて生産性を高めるためには、SPD 品や薬剤の DX 化が不可欠です。そのためには、GS1 標準を元に統一された生産管理システムとして進展を進めなければなりません。

GS1 で手術器械を登録・管理したシステムの導入が広がることで、大規模災害時に被災地の病院に、手術コンテナを送る遠隔医療支援も可能となります。2014 年の導入後、最初の更新時期を迎え、新たな機能を追加するなど、機

能向上が求められています。今後は、SPD（院内物流管理）をはじめとする手術準備部門への応用だけにとどまらず、マイナンバーカードとGSRN（Global Service Relation Number; サービス関係識別番号）を用いた地域医療を担う最後の砦として、様々な分野でGS1標準の社会実装を進めていく予定です。

（笠松眞吾）

Ⅱ - 7

一般消耗材料の出荷、納品・検収における RFID の活用

1. 対象業務

　国立国際医療研究センター病院（以下、NCGM センター病院）では、一般消耗材料の納品・検収業務の効率化と、医療機関に納品される医療材料のトレーサビリティの確保を目的として、従来の目視により行われ、伝票で処理される納品・検収業務を、RFID による納品・検収を行い、そこで取得されたデータをデータベース化して活用することを検討し、実証を行いました。

2. 業務における従来の課題

　多くの病院では、経営の効率化の観点から、医療材料の在庫は極力抑え、必要物品を必要時に納品する運用に移行しています。NCGM センター病院においても、発注・納品業務は毎日行われ、図 7-1 に示すような医療材料が毎日搬入されています。

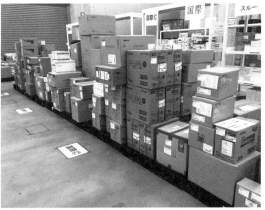

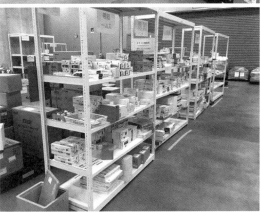

図 7-1　NCGM センター病院の一日の納品量

これらの納品に対して、医療機関側と医療機器ディーラー側で納品作業を毎日行っており、作業時間としては2時間程度かかっています。この間、医療機関側の職員はもちろんのこと、ディーラー側の担当者の時間も拘束されており、ディーラーのトラックは次の納品先に向かうことができません。双方にとって、業務の負担となっており、効率化が望まれていました。

3. システム概要

今回の実証では、ディーラー側の出荷システムの改修と、医療機関側の納品・検収システムのシステム改修の双方を行いました（図7-2）。

(1) ディーラー側のシステム改修

① GIAI および GRAI タグの発行機能を追加しました。商品にもともと GTIN が格納されている RFID が貼付されている場合は、その

まま利用できますが、現状では消耗医療機器に RFID タグが貼付されていることは無いため、ディーラー側で貼付する必要があります。そのため、GIAI（第Ⅰ章参照）タグを発行し、貼付する機能を付加しています。また、出荷には、かご車や折りコンを用いるため、これらを管理するための GRAI タグを発行する機能も開発しました。

② 製品の RFID タグ情報と製品情報、および発注情報（出荷情報）とを紐づける機能を開発しました。これにより、RFID を読むことで、製品情報はもとより、どの発注情報に基づく出荷なのかを引き当てることができます。

③ 製品の RFID タグ情報（GIAI）と、出荷梱包情報（GRAI）とを紐づける機能を開発しました。かご車や折コンのタグとそこに入っている商品を紐づけることで、どの商品がどのかご車に積載されたかを管理することが可能になりました。

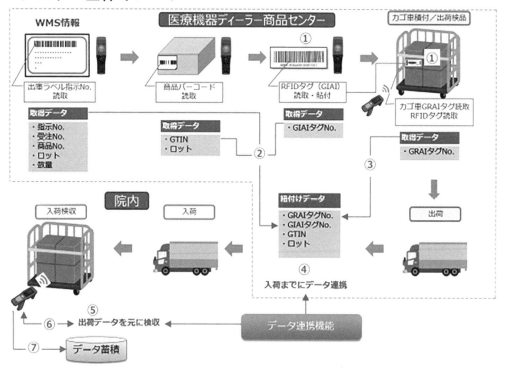

図7-2　システム全体のイメージ図

④事前出荷情報（ASN）データ作成機能を追
　加しました。

(2) 医療機関側のシステム改修

①医療材料管理システムの納品検収の機能に、
　事前出荷情報（ASN）を読み込む機能を開
　発しました。
②製品の RFID タグ情報を読み込み、事前出荷
　情報（ASN）を消し込む機能を開発しました。
　これにより、事前出荷情報と納品情報の差分
　を調べることができるようになりました。
③読み取った製品の RFID タグ情報をデータ
　ベースに保存する機能を開発しました。

4. システムの効果

(1) ディーラー側の効果

　従来、納品書を印刷発行に要した時間の平
均 37 分が、ASN データ生成および取り込み時
間に代わり、平均 4.2 分となり、およそ 32.8 分
の時間短縮が可能となりました。一方、出荷作
業にあたっては、従来の確認して積み込む作業
が平均 170.4 分であったところ、RFID 貼付な
どの作業が加わり平均 196.6 分と、1 日当たり、
26.2 分増加しました。納品時の作業時間に対す
る効果については、次の医療機関側の効果で述
べます。

(2) 医療機関側の効果

　図 7-3 は従来作業で、ディーラー側の職員
と医療機関側の職員で納品・検収作業を行って
おり、平均 61.4 分ほどかかっていました。一方、
図 7-4 のように、RFID リーダーで、一括して
読み込み、ASN データを自動で消し込む作業
で納品検収を行った場合、平均 23.2 分となり、
従来納品書を印刷発行に要した時間の平均 37
分が、ASN データ生成および取り込み時間に
代わり、平均 4.2 分となり、38.2 分の短縮とな

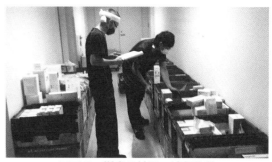

図 7-3　従来の納品・検収作業

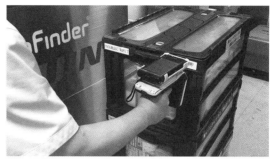

図 7-4　RFID による納品・検収作業

りました。これは、医療機関側の職員の業務時
間の短縮でもありますが、ディーラー側の作業
者の拘束時間も短縮されるため、ディーラー側
の効果でもあります。

5. 導入のための手順・取り組み

　今後、同様のシステムを導入しようとしてさ
れている医療機関の参考になる情報を示しま
す。
　従来の紙の伝票を使った納品方法から変わる
ため、まずは、医療機関の契約部署や発注部署
などとの事前の調整が必要です。次に、ディー
ラーや医療機関の物流管理部門、またはその業
務を委託されている SPD が導入に前向きにな
ることが必要です。しかし、昨今の人手不足は、
ディーラーや SPD の業務効率化の大きな動機
になり、その観点からの説明が非常に有効で
す。今回は、実証事業の枠組みで、ディーラー、
SPD 事業者に協力いただくという形での実施
でしたが、業務効率化の効果が明らかになった

ため、現在はディーラーおよび SPD が自主的にこの仕組みの本格導入に向けて動いているところです。

　納品・検収業務を医療機関の職員が行っている場合は、このようなシステムの導入は、医療機関側の費用で行う必要があるかもしれませんが、SPD 事業者に業務委託している場合、これは SPD 事業者自身の業務改善につながるものでもあり、そのため、SPD 事業者側が委託業務の範囲内でこの仕組みを準備するというスキームも十分考えられます。NCGM センター病院では、実証事業後の開発については SPD 事業者およびディーラーが各自の費用で自主的に行っており、そのような取り組みが業界内に広がることを期待しています。

6. 解決すべき課題

　納品・検収業務は、圧倒的に効率化されることがわかりました。これにより一人のトラックドライバーが配送できる医療機関を増やせる可能性もあり、ディーラー側の効率化が期待できます。一方で、現状ではほとんどの医療用消耗材料には、RFID が貼付されておらず、ディーラー自身で RFID を貼付する作業、つまり中間タギングの必要があります。RFID も安価になってきており、メーカー側で、メーカーの物品管理のために RFID を貼付するという商品が増えてくれば、ディーラーの中間タギングの負荷が減り、より RFID による管理・出荷、納品・検収が普及することが見込まれるでしょう。

　また、このような納品・検収を行う医療機関が増えれば、ディーラー側が積極的に対応するための動機付けにもなり、RFID を利用した管理を前提とした商品センターの設計や、体制になることも考えられます。商品に RFID が貼られているということは、それを医療機関内でも活用できることを意味し、厳密な物品管理や、

リアルタイム性の高い流通管理を医療機関側でも行えるようになります。現状で、物品・物流管理業務を外部委託しているとしても、積極的に医療機関側から提案し、その協力のもと普及させていくことが望まれます。

（美代賢吾、イノメディックス）

第Ⅲ章
医療機関での効果的な
医療物流DX実践

Ⅲ - 1

医療機関で活用するための
バーコードリーダーの評価

はじめに

バーコードを活用する様々なシステムを開発する過程で、使用するバーコードリーダーによって、明らかに読み取り速度が異なったり、読み取りにくさがあることを経験してきました。バーコードリーダーの機種によってどの程度違いがあるのか、また、読み取る素材によって、適切なバーコードリーダーは異なるのかどうかを検証することは、医療機関でのバーコードの利活用を図るうえでの有用な情報となります。そこで、複数のバーコードリーダーを用いて、実際の医薬品、医療材料に貼付されたバーコードを読むことで、評価を行いました。

1. 使用したバーコードリーダーと、医療材料および医薬品

2020年時点で、市販されているバーコードリーダーの中から、形状、接続方法、読み取り

トリガーの方式、バーコードの走査方式の異なるものを、日本自動認識システム協会（JAISA）から推薦いただき、18種類のバーコードリーダーを選定しました。評価対象としたバーコードリーダーの一覧を参考資料に示します。

次に、用いたバーコード素材について説明します。医療現場における医療材料のバーコード読み取りのタイミングについては、医療機関によって様々ですが、材料使用後に該当するラベルを切り取り、医療クラークがまとめ読みする運用が比較的多いと思います。そのため、NCGMセンター病院での手術で、実際に使用した医療材料のラベル（図1-1 左）を用意して、評価を行いました。医薬品については、取り扱う形状や大きさ、素材が様々なため、NCGM薬剤部にて、選定を行いました（図1-1 右）。

なお、読み取りテストにあたって、事前に医薬品および医療材料のバーコードの品質評価を行いました。医薬品については、おおむね問題はありませんでしたが、医療材料については、印刷のカスレ、余白が不十分なバーコードもあ

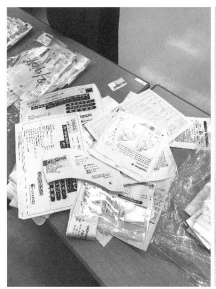
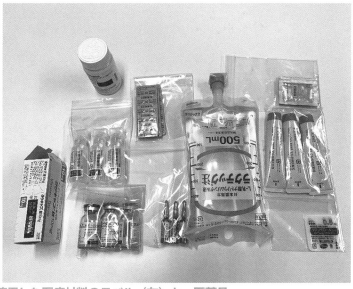

図 1-1　評価に使用した医療材料のラベル（左）と、医薬品

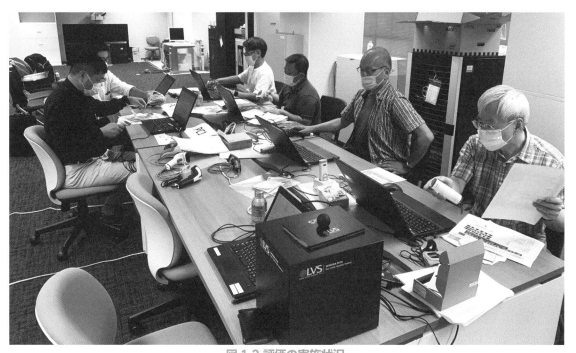

図 1-2 評価の実施状況
医療材料、医薬品共にすべてのバーコードリーダーの評価を行った。
手前の機器は、バーコード品質を評価するための機器。

りました。そのような商品があった場合には、業界団体側で対応を進めることが、本研究班で確認されているため、もし、医療機関側で読み取りにくいなどの問題のあるバーコードがあれば、参考資料を参考に、業界団体に問い合わせを行ったり、状況のフィードバックをしていただきたいと思います。

2. 評価方法

　評価にあたっては、JAISA より 6 名の評価協力者を派遣いただき、10 種類の医薬品バーコードと 10 種類の医療材料のバーコードの読み取り評価を行いました（**図 1-2**）。評価は、18 種類のバーコードリーダーすべてに対して 6 名の評価者が行いました。定量的評価として、10 種類のバーコードの読み取りにかかる時間を測定しました。また、定性的評価としては、1）軽さ、2）疲れ、3）読み取りやすさ（読み取りストレス）、4）操作性（読み取り操作）、5）取り回し、6）対象物との距離感、7）総合的な使いやすさ、について、すべてのバーコードリーダーについて、各評価者が 5 段階評価を行いました。

3. 結果の概要

　使用者の使いやすさを反映した定性的評価と、実際の読み取り時間の相関を **図 1-3** に示します。縦軸は、使いやすさの評価で、6 名の評価者が 5 点満点で評価した結果の平均値です。横軸は、読み取り時間で、医療材料、医薬品それぞれ 10 種類を連続で読み取りした際の

6 名の評価者の平均値です。

　医療材料、医薬品共に主観的な使いやすさと、実際の読み取り時間が相関していることがわかります。医薬品の読み取りにおいて、1 機種だけ読み取り時間が長い機種が存在しました。主な原因は、チューブに入った外用薬（ヒルドイドソフト軟膏）の読み取りで、曲面にバーコードが印字してあること、また光が反射しやすい素材であるということが影響したと考えられます。

　次に、バーコードリーダーの製品価格と読み取り時間の関係について、**図 1-4** に示します。この結果からは、価格と客観的性能（読み取り時間）には、相関が無いことがわかります。ただし、今回の 18 機種はすべて JAISA の推薦機種であり、極安価なノーブランド品等の調査は行っていないことは留意が必要です。

　また、医療材料と医薬品では、評価の高い機種に違いがみられた（**図 1-5**）。医療材料は、ガンタイプのリーダーが高評価を得ましたが、医薬品では、Bluetooth 接続の機種や小型の機種などの評価が高くなりました。ラベルという平面の素材を連続的に読む医療材料と違い、医薬品の場合、様々な形状の素材の上に、製品によって異なる位置にバーコード表示がなされており、角度や焦点距離を調節しながら読み取る

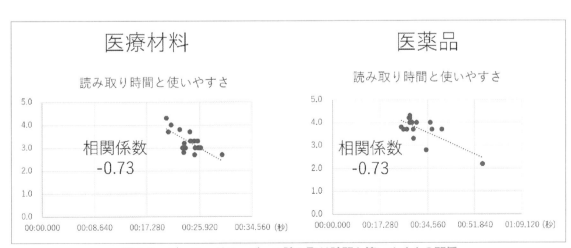

図 1-3　バーコードリーダーの読み取り時間と使いやすさの関係

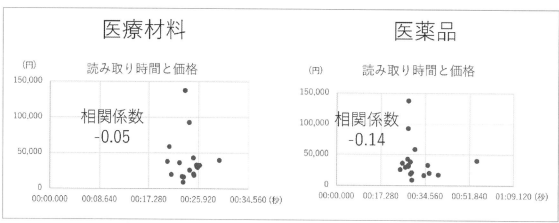

図 1-4　バーコードリーダーの読み取り時間とバーコードリーダーの価格の関係

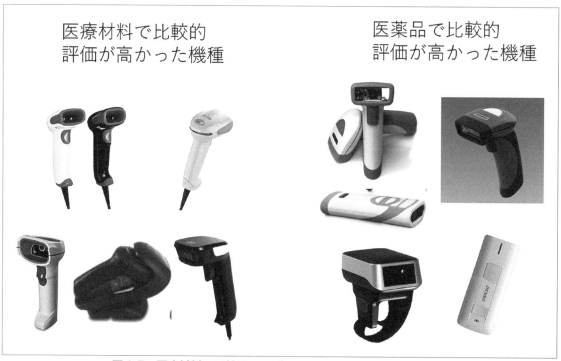

図 1-5　医療材料・医薬品それぞれで比較的評価が高かった機種
（写真は、各メーカー HP より引用）
※ 限定的な環境下での評価（後述）のため、研究班としてこの機種を推奨しているわけではない。

という動作のために、取り回しやすさが評価されている可能性があります。

4. バーコードリーダーの医療機関への導入に向けて

研究班によるバーコードリーダーの評価結果から、医療機関への導入に向けて、次のようなポイントがあると考えられます。

（1）評価結果からは、使いやすさと読み取り時間はある程度の相関があるため、実際に使用して使いやすいバーコードリーダーを選ぶことで、操作時間を含めた業務の効率化

を図ることができると考えられます。

(2) 製品価格と読み取り時間の相関は無いため、価格にとらわれずに評価することが重要です。ただし、ここで調査した機種は、すべてバーコードリーダーとして実績のあるメーカーの機種であり、ノーブランド品や極安価なものについては評価を行っていません。

(3) 医療材料と医薬品では、評価の高い機種が異なるという結果でありました。つまり、業務内容に応じて、使いやすいバーコードリーダーは変わる可能性があり、1機種で医療機関内のすべての業務に対応することは難しいことが示されました。業務に応じた機種の選定が必要と考えます。

おわりに

研究班による今回の調査は、読み取り対象物は、実際に手術で使用された医療材料のパッケージ、および医療機関で取り扱っている医薬品を用いています。しかしながら、次の2点は、実際の医療現場での使用とは異なる状況です。

1) 6名の評価者は、JAISA からの派遣者であり、バーコードの読み取りについては比較的慣れています。そのため、医療従事者が同様の操作をした場合に、同等の結果になるかどうかは、今回の調査だけからは言及できず、今後の検証が必要です。

2) 評価環境は、実際の医療現場ではなく、会議室で行っています。医薬品等を読み取る場合には、業務によって、実際には立った状態で行うこともあり、今回の評価結果が実際の医療現場での利活用環境での結果をそのまま反映するかどうかは、この調査だけからは言及できません。

したがって、図 1-5 にあげた評価が高かっ

た機種が、実際に医療従事者が医療現場で使用した場合においても同等の評価を得られるかどうかは、現時点では明らかではありません。そのため、この具体的な機種を研究班として推奨しているわけではないことに留意いただきたいと思います。しかしながら、(4) で取り上げた3つのポイントについては、限定的な環境であっても、一定程度傾向はあると推定されるため、これらの視点を参考にして選定を進めることは可能と考えます。

なお、選定にあたっての具体的かつ詳細な手順は、次の「Ⅲ-2　医療機関におけるバーコードリーダー選定手順」も参照にしていただきたいと存じます。

(美代賢吾)

参考資料 （写真は各メーカー HP より引用）

	メーカー	商品名	商品画像	品番	仕様
①	イメージャー	Honeywell　Voyager 1470g		1470G-2D-1USB	USB
②	イメージャー	Honeywell　Xenon XP 1950h		1950HHD-5USB	USB
③	アイニックス	二次元ヘルスケアイメージャ（DS2208-HC）		DS2208HC-USBR	USB
④	アイニックス	高解像度二次元ヘルスケアイメージャ（DS8108-HC）		DS8108HC-USBR	USB
⑤	アイメックス	15×4シリーズ 二次元モデル		1504P-UB	USB
⑥	アイメックス	モバイル二次元コードスキャナ（CM-601BT）		CM-601BT	Bluetooth
⑦	アイメックス	スタイリッシュ二次元スキャナ（BW-9200）		BW-9200UK	USB
⑧	デンソーウェーブ	2次元コードモデル		SH1-QU	USB
⑨	デンソーウェーブ	2次元コードモデル		SE1-QB	Bluetooth
⑩	マーストーケンソリューション	2次元コードハンディスキャナ		MCR-H200	USB

⑪	マーストーケンソリューション	2次元コードハンディスキャナ		MCR-H200W	USB
⑫	マーストーケンソリューション	ワイヤレス2次元コードスキャナ		CR2700	Bluetooth
⑬	IDEC AUTO-ID SOLUTIONS	QuickScan シリーズ 2次元スキャナ （QD2430-WH）		QD2430 ※90A052065（USBケーブル） ※11-0387（ACアダプタ）	USB
⑭	IDEC AUTO-ID SOLUTIONS	Gryphonシリーズ高性能2次元スキャナ（GD4590-WH）		GD4590 ※90A052065（USBケーブル） ※11-0387<GD>（ACアダプタ）	USB
⑮	IDEC AUTO-ID SOLUTIONS	Gryphonシリーズ高性能2次元スキャナGBT4500-BK-HD-WLC）（高分解能通信）		GBT4500-WLC ※WLC4090-BK-BT(ベースステーション) ※8-0935<GBT>（ACアダプタ） ※6003-0927<GBT>（ACコード）	Bluetooth
⑯	ウエルコムデザイン	ガン型2Dエリアイメージャ（DS5210）		DS5210-USB	USB
⑰	ウエルコムデザイン	Bluetoothコードレス モバイル 2次元コードリーダスキャナ(DI9120-2D)		DI9120－2D	Bluetooth
⑱	ウエルコムデザイン	Bluetooth2D リングスキャナ（DI9010-2D）		DI9010-2D-MAG	Bluetooth ※指に装着し、親指でトリガボタンを押してコードを読み取る二次元コードスキャナ

Ⅲ - 2

医療機関における
バーコードリーダー選定手順

1. 医療機関でのバーコードリーダーの選び

この章では、医療材料と医薬品について、医療機関でのGS1バーコード利用で、失敗しないバーコードリーダー選びの要点を、具体的手法に沿って考えていきます。これから一歩を踏み出す医療機関の後押しとなり、GS1が多くの医療機関に広がることを期待します。

2. バーコードリーダーの使いづらさは時にリスクとなる

(1) 医療機関で失敗しないバーコードリーダーの選びの要点

医療機関でのGS1導入には、1つ部署だけではなく、SPD、医事、薬剤部、手術室、病棟など複数部門を巻き込んだ調整が必要となります。専門的な思考を持つ現場と相互理解をしながら病院"全体の運用"を変えなくてはいけま

せん。特に、導入過渡期において、現場の不満はリスクとして考えられます。バーコードリーダーが使えない、使いづらいことは、導入の本質と関係ない現場の不満を生みかねません。そのことから、バーコードリーダーの選びは、そのプロジェクトの成功の大きな要素となっています。それは、バーコードリーダーの選定は、導入の最初で最大の難関といえます。

GS1を用いた電子カルテ入力を行う運用を構築する際の医療材料のバーコードの課題と、医療機関の視点で失敗しないバーコードリーダーの選びの要点について、実際18機種のバーコードリーダーの実機で検証の経験から、最初の一歩を踏み出す、生みの苦しみからの脱却の方法を考えていきます。

(2) 理想・希望を実現のために選定で考慮するべきこと

最初の一歩を踏み出すには、"理想・希望を持つこと"がまず必要です。紙伝票の煩雑さからの解放、知識がなくとも正確な入力の完成、

その実現のために、どのようなバーコードを選定するかを考えます。そうすれば、妥協できる点、できない点が見えてきます。

まず、医療機関でのバーコードリーダーの導入時に考慮すべき背景としては、以下の点を指摘します。

1) 医療機関での運用開始には、関わる部署の全端末に配置させるため、大量のバーコードリーダーを購入する必要があり、失敗することはできません。

2) バーコードリーダーの機種による価格差、性能差があるのに、広告やカタログを主とした情報を用いた選定をしています。医療機関での利用に関する情報が少ないのが問題です。

3) 薬剤部の調剤システムや、病棟等での電子カルテ、手術室の部門システム、医療材料管理システムなど、部署によって入力するシステムや入力対象の種類が異なり、多様な対応が求められます。医療機関では、バーコードリーダーの性能に対する要求範囲が専門的でかつ広いのです。しかし、既存運用からの脱却であれば、この3つでよいのですが、実際にGS1入力を導入してみると、そこには "記録" という新たな視点が出てきます。医事請求の紙伝票の代替えではなく、GS1導入は、保険請求ではなく、医療安全（トレーサビリティ）まで拡張し考えることが必要です。メーカー、ベンダー、医療機関までがつながり、記録として残すこと、その理想を具現化することをバーコードリーダー選定時から理想とする必要があることをまず理解しておきましょう。

3. 医療機関で必要なバーコードリーダーとは

(1) 電子カルテベンダー推奨のリーダーではない選択は可能か

医療機関では3点認証など、すでに様々な場所でバーコードリーダーを利用しています。患者用リストバンドや職員IDバーコード、注射ラベル、検査ラベル、輸血のバーコードの様々な規格があり、この規格に対して、細かくバーコードリーダーの設定をすることで、電子カルテなどの入力を使いやすく、カスタマイズすることができます。

具体的には、患者用リストバンドや職員IDバーコードのNW7の場合は、読み取り後に改行コードを自動で入れることが挙げられます。逆に輸血のコードでは改行させないなど、リーダー設定を行うことで業務が楽にできるようになります。そのような必要な設定ができる機種が選定の要件となります。この設定の可否は、リーダーの機種によって異なるため、電子カルテベンダー推奨のリーダーの購入が安心という考えもあります。しかし、そこに恐れることはありません。バーコードリーダーは、マウスやキーボードと同じ入力デバイスの1つであり、医療機関での入力に必要な設定機能を得ていれば問題はありません。ベンダー推奨機種を否定はできませんが、それにこだわらず、コストや使いやすさを比較・考慮しての選定は可能です。医療機関では、数百台単位の大量購入するケースがありますので、その検討の価値は大きいものがあります。

(2) 医療機関で使いやすいバーコードリーダーとは

実際に比較するとリーダーによる性能差は存在します。薬剤の読み取りに適しているものと、材料入力で使いやすいリーダーは異なります。例えば、薬剤の内服薬のヒートについている15mmの小さなバーコードでの作業を繰り返す場面と、手術医療材料の箱に貼られた100mm近くあるバーコードを読み取る場面でリーダーを持

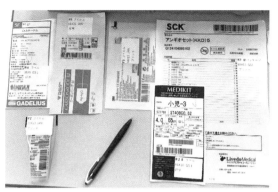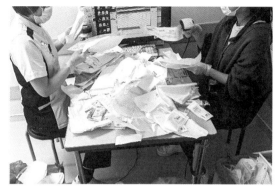

図 2-1 大きく幅の違うバーコード
印刷・パッケージ素材・色・1次元2次元、これらすべてに対応し、
読み取れるバーコードリーダーが医療では求められる。

つ手の動きは異なります。小さなバーコードで
は、商品にリーダーを近づけて読み取りますし、
大きなバーコードでは、逆に離してピントを合
わせます。作業者は腕を動かし、この作業を繰
り返します。そのため、バーコードリーダーの
形状、重さや読み取り方式、読み取りレンジな
どの使いやすさという部分で、作業者の負担が
異なります（**図 2-1**）。

　医療機関では、大量購入をすることでのボ
リュームディスカウントや、故障による運用停
止のリスクに対する予備機の確保の必要があ
り、すべての場面（薬剤・材料・リストバンド
など）に対応できるバーコードリーダーを選定
するように考えてしまいがちです。ホームペー
ジやカタログの性能を比較して、設定項目が多
い、高性能とされる高価なものが、すべてに使
えて安心に見えてきますが、それは間違いです。
現場は、機能より負担の軽減＝使いやすさを求
めているのです。

（3）高価だから医療に向いているバーコード
リーダーというわけではない

　そもそも、"使いやすい"とは何でしょうか。
Aさんが使いやすいものと、Bさんも使いやす
いのは同じでしょうか。この曖昧な人間的感覚
にどう答えを出すのかを考えてみます。

　3つのメーカーの機種で、手術材料入力を新
人と熟練者（4年目）にお願いしました。重さ
や取っ回し評価、使いやすさについては、新人
と熟練者の感覚はほぼ同じ感想で、差はありま
せんでした。しかし、読み取りについては、意
見がわかれました。新人では、機種による読み
取り差はあまり感じていないのですが、熟練者
はある1つのリーダーが使いやすいと答えてい
ます。このリーダーは、いつも使っているリー
ダーと同じメーカーの機種でした。実際その
リーダーで熟練者が作業すると、明らかに速く
作業ができます。観察すると、新人はトリガー
を押して赤い線が出てから照準・ピントを合わ
せていますが、熟練者は読み取るバーコードの
大きさから、その読み取る距離・レンジを予測
し、トリガーを押すとすぐ読み込んでいます。
腕の無駄な動きがなく、速く入力できています。
しかし、使い慣れていないリーダーだと、その
距離の予測を見誤り、新人と同じ動きになって
しまうため、使いづらいとされたのです。

　一定程度の性能があれば、人間の"慣れ"が
使いやすさの要素になります。高価で最高性能
のリーダーが必ずしも使いやすいとは限りませ
んので、安価なものを選択するという、コスト
も含めた検討も可能であることがわかり、導入
のハードルはかなり下がります。理想実現のた

めのバーコードリーダー選びをはじめましょう。

4. 医療機関でのバーコードリーダー選定手順

(1) メーカーの貸し出し機を利用して実機評価を

メーカーによっては、貸し出し機を用意している場合があります。メーカーでのホームページやカタログでの情報に案内が出ているほか、仲介に入り手配してくれる販売業者もいます。

実機を触ることでカタログにはない読み取り音の大きさや、握り具合、読み取りやすい角度など、カタログや機能表ではわからない良い点、悪い点が実機では気づくことができます。実際のリストバンド・医薬品・医療材料などのサンプルを用意し、評価してみましょう。これで、製品の"癖"も評価することができます。実際やってみてわかった癖の一例として、読み取り音から転送に時間がかかる機種がありました。

10回連続で入力し、ピッという読み取り音からシステムに登録されるまでの時間の差がある場合です。手術材料など、一度に大量のバーコードを連続で読み取る場面では、端末に取り込まれるのにタイムラグが大きいと読み取り音が信用できず、仕事になりません。運用上使えるかを確認するためには、ここがポイントとなります。読み取れるかの評価で終わらせず、"癖"の評価まで行うことが必要です。

(2) 貸し出し期間を有効に使う

貸し出し依頼する際に、医薬品、医療材料のGS1を試すことを伝えておきましょう。貸し出しには期限があります。設定に苦慮して十分な検証ができずに、返却日になることはもったいない。メーカーは、過去の導入事例などのノウハウを持っていますので、適した設定情報を提供してもらうことでスムーズな検証ができます。メーカーからのノウハウを得て、短期間でその機種の特徴を生かした評価をすることが検証のポイントです。

(3) バーコードリーダーのメーカーサポートの確認

バーコードリーダー自体に、機能変更ができる設定項目が多くあります。購入時そのままの設定で使えればそれでよいのですが、適正に設定を変更していくこと、送信間隔や連続読み取り、改行の設定や読み取り回数などのチューニングを行うことで、読み取り時のエラーやその使いやすさを変えることができます。しかし、その業務にベストな設定が何かは試してみないとわかりません。設定情報をどうやって入手できるか、バーコードリーダーのメーカーサポートが受けられるのかは選定の重要なポイントになります。

チューニングの方法は、機種によって、専用プログラムを使うもの、設定用バーコードを読み込むものなど様々で、メーカーサポートのホームページなどで確認することができます。しかし、そのメーカーの取り組みには、差がありました。貸し出し機利用時にて確認をしておくことで、それを知ることができます。例えば、GS1入力で、GTINのみを切り出し、入力することなどは、設定できない機種もあります。設定できないので情報を探しても出てきません。あるメーカーに問い合わせると、設定可能な別なリーダーを紹介してもらえました。メーカーサポート充実は選定の大きなポイントになります。

また、カタログ上、設定可能とされていても、複数の機能の設定の組み合わせでできない場合や、設定方法が複雑なため、設定し検証できなかった機種もありました。必要な設定があるかだけではなく、病院担当者のスキルでも、簡単

に必要な設定ができることが選定のポイントの
1つとなります。

5. バーコードの形式によるリーダーの検証

(1) 1次元バーコードの読み取りの確認

　1次元バーコードの読み取りは、使いやすさ
の大きな要素になります。薬剤関連は小さい
バーコード多いですが、手術材料入力では幅2
cmから10cm近くのバーコードがパッケージに
貼られています。例えば、小さなバーコードで
は、近距離にリーダーを寄せないと読み取れま
せんが、幅10cmのバーコードでは、遠ざけて
トリガーを押す必要があります。手術室で使用
した材料の入力となると1日数百もの材料につ
いて、このピント合わせの作業をすることにな
りますので、できるだけ腕を動かさずにピント
を合わせることができるものが選ぶことがポイ
ントになります。これについては、機種により
かなりの性能差があり、機種選定の重要なポイ
ントとなっています。

(2) 2次元バーコードの読み取りの確認

2次元バーコードは、リーダーによる読み取り
性能差が比較的少ないです。読み取り後の端末
に表示されるまでの処理の時間の比較とラベル
シールのほか、アルミ素材に直接の印字、防水
加工した紙素材に印字されたものなど、読み
取るバーコード自体の素材の違いで読みとれる
リーダー性能に差が出ています。実際のパッ
ケージを複数集めて、確認することで実用でき
るかの検証ができます。

(3) 読み取りにくいバーコードの確認

　バーコード自体のかすれやにじみ、汚れがあ
る場合は、どんなバーコードリーダーを使って
も読み取りはできません。それは、読めないバー

コードとなります。そうではない "読み取りに
くい" バーコードが存在しています。"読み取
りにくい" ものでは、読み取れるリーダーと、
読み取れないリーダーが機種により、差が出て
きます。

　医療で利用されているバーコードは、大きさ
のみならず、印字方式、素材、色などが様々で
す。ラベルシールに印刷されたものは、比較的
差が出ませんが、パッケージそのものに印字さ
れたものは、その素材などの要素で読み取りに
くい場合があります。透明パッケージ、アルミ
素材、防水加工した紙素材にバーコード印字さ
れているものについて、それぞれを読み取り比
較してみると、要素ごとに、得意でないバーコー
ドリーダーの存在があることがわかります。

　今回の検証では、防水加工した紙素材に青色
インクで印字されたバーコードの読み取りに
おいて、問題なくスムーズに読み取れるバー
コードリーダーがある一方、1回も読み取れな
いリーダーもありました。そもそも、商品バー
コード自体の品質が向上することが本来であ
り、リーダーの選定にこの内容をいれることが
適切か、疑問ではありますが、現実として商品
バーコードが印字されている "素材" を複数用
意し、検証することが選定評価の1つになりま
す。

6. リーダーの形状や機能によるリーダー選定基準

(1) 定置型（置き型）スキャナーとハンディスキャナーの選択

　定置型スキャナーは、入力時に両手が使える
というメリットがあります。手術材料など大量
入力するときは便利です。しかし、手術材料入
力では、ハンディスキャナーの方が早いという
結果になりました。定置型スキャナーは、スキャ
ナー本体が固定されているため、"幅の広い"

バーコードでは焦点距離がとれず、設置場所を工夫しないと読み取りができません。

　例えば、10cm幅のバーコードの場合、距離を離して読み取る必要がありますが、バーコードリーダーは固定しているので商品側を大きく離して入力することが必要になります。よって、その商品を動かすスペースを確保できなければ使用できません。また、定置型はトリガーボタンがないことも考慮しなくてはなりません。パッケージを机に広げた際、意図せず、同じバーコードを二重に読み取ったり、その逆に、同じバーコードの連続読み取りをエラーと認識してしまうことが発生します。バーコードリーダーの設定で読み取りの精度を調整しながら、最適な設定を見出す必要があります。定置型では、焦点位置を考慮した設置場所と、トリガーボタンがなくても運用できるかが確認のポイントです。

(2) 無線型と有線型の選択

　無線型リーダーの取り回しの良さは説明するまでもありません。特に、ICUなど医療機器やチューブがベットサイド等にあるような環境では、この取り回しの良さは優位といえます。実際、使用してみると、機能的な視点で有線型と比較するポイントがいくつか出てきます。無線型と有線型での入力差は、接続を確立する関係上、端末起動後に、すぐ最初の読み込みの際に無線型では遅くなる傾向があります。2回目以降の読み取りが性能通りの読み込み速度になるので、検証の際は考慮して行う必要があります。

　また、無線型を選択する場合、電子カルテ端末との接続方法に注意が必要です。Bluetoothでの接続を選択した場合、電子カルテ端末のBluetooth接続機能をONにする必要があります。その場合、バーコードリーダーのみならず、他のBluetooth接続できる製品（スマホなど）

と接続できるようになってしまいます。他のBluetoothへの接続制限を電子カルテ端末側で設定できないと、電子カルテ端末でファイル共有などができてしまい、ウイルス感染等のリスクとなります。

　Bluetooth接続は、院内のシステム規定や導入している運用管理ソフトと合わせて検討する必要があり、注意が必要です。対策として、"ドングル"があるバーコードリーダーの採用があります。ドングルを電子カルテUSBに差すことで、Bluetoothを使わずに無線型バーコードリーダー"のみ"に接続することができます。ドングルは接続設定も簡単にできるため、接続が途切れた場合も、システム担当者を呼ばずに現場で復旧できるメリットがあります。

　また、無線型の機種では、充電についても考えなくてはなりません。充電後稼働できる時間のほか、充電場所の確保も重要になります（図2-2）。同機種、複数のリーダーを同じ場所で充電すると、持ち出す際に取違いを起こし、他の端末に誤入力される可能性が出てくるので注意が必要です。無線型の場合は、接続方法（Bluetooth、ドングル）と充電の場所が検討のポイントとなります（図2-3, 4）。

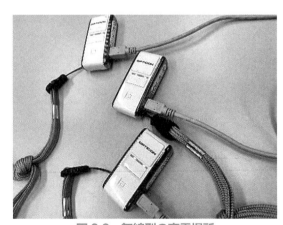

図 2-2　無線型の充電場所

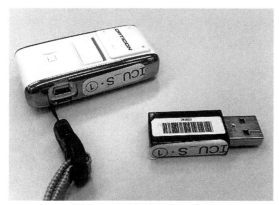

図 2-3　無線型とドングル

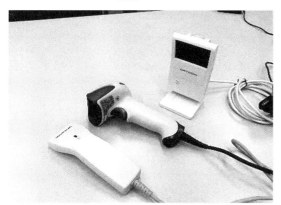

図 2-4　ハンディスキャナーと　　　定置型トリガーボタンの有無

定が可能です。現場の業務を意識しながらも、その要点を知ることで、負荷を少なく、検証・検討することは可能です。私たちの経験が皆さんの課題解決の一助となり、GS1 が普及することに期待を込めて、本項が多くの病院で役立つことに期待します。

（渡邉　勝）

7. リーダー選定を簡単に

ベストを探すではなく、使えないものを買わない

　使いやすさでは人間による "慣れ" も要素になることがわかりました。結論としては、ある程度の機能があれば、病院では使えるリーダーとなります。

　すべてのリーダーを検証するのは不可能です。JAISA（日本自動認識システム協会）のような医療機関への積極的な取り組みをされている業界団体に加入しているメーカーを基準として、選定作業を行うとスムーズです。ベストの 1 つを探すのではなく、病院で運用ができない、使えないものをまず除外することができれば、コストなど、機能以外の要素も含めた幅広い選

GS1 標準の RFID 活用は、他業界でも進展

GS1 標準の RFID（Radio Frequency Iden-tification）での利用は、様々な分野で始まっています。世界的に普及しつつあるのはアパレル製品で、GTIN とシリアル番号が書き込まれたタグが商品につけられ、物流センターや店舗での入出荷検品や棚卸作業、リアルタイムな在庫状況の把握などのために活用されています。本文でも示しているように GS1 標準での利用方法は、GS1 EPC/RFID 標準仕様書で決められており、この取り決めによりデータ重複がなく、だれもが同じ仕組みで読み取りができるようになっていることが、GS1 標準で RFID を使うメリットと認識されています。

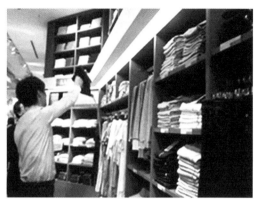

出典：GS1 Japan ホームページ

Ⅲ - 3

病院における GS1 事業者コードの取得と活用

1. GS1 事業者コード取得のメリット

　GS1事業者コードは、医療安全や業務効率化のためのパスポートであり、AI（アプリケーション識別）は、生産性向上のためのノウハウ集です。

　受動的に製品のバーコードをスキャンするだけの使い方から、GS1 事業者コードを取得しGS1 標準の AI（アプリケーション識別子）をアクティブに使うことで、あなたの病院を洗練された GS1 の世界に誘います。

(1) GS1 事業者コードの取得の背景

　日本手術医学会の「手術医療の実践ガイドライン」では、手術室で再生使用されている医療器具の多くは鋼製器具であり，その安全使用、感染対策として、洗浄・滅菌と使用に関してトレーサビリティ確保が推奨されています。しかしながら、再生処理および使用履歴を管理しようにも医療機関が現有している鋼製器具のほとんどには個体識別コード（UDI：Unique Device Identification）が付与されていません。そこで我々は、鋼製器具の個体管理に必要な刻印方式と読み取り装置をセットで組み合わせた、手術セット組立支援システム、および手術予定と滅菌関連の種々の情報をリアルタイムに把握することにより、効率的な管理運用を目指したシステムを開発しました。

(2) GS1 事業者コードの取得と活用

　病院では、様々な部門や業者との間で部門独自コードを制定し、識別コード表やバーコードを使用していました。主な用途は、流通経路上で既存の GTIN と呼ばれる GS1 商品識別コードを、ユーザーとして読み取るだけです。そのため、病院としての GS1 事業者コードの取得は不要です。2013 年には厚生労働省より「医療用医薬品へのバーコード表示の実施要項」の改定が実施されたことにより、医療現場でのGS1 標準バーコードの利用が一気に進むこと

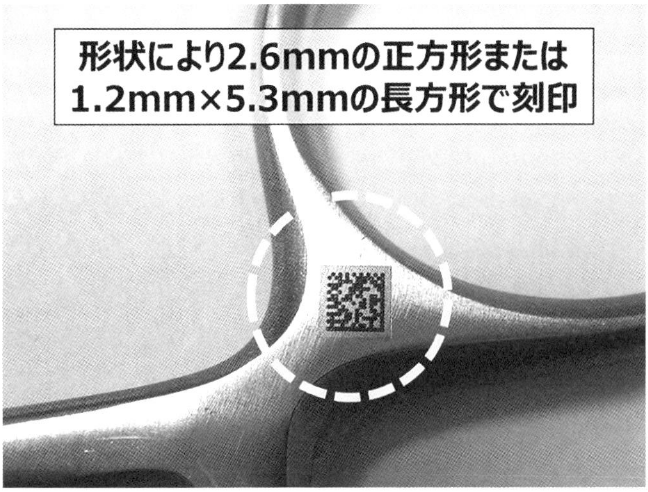

**形状により2.6mmの正方形または
1.2mm×5.3mmの長方形で刻印**

図 3-1　GIAI GS1DataMatrix
病院固有の資産として GIAI を発行し、既存の鋼製器具に、
滅菌管理部でレーザー刻印を行う。

なりました。

(3) トレーサビリティから攻めの生産性向上へ

　GS1 事業者コードを取得することで、購入した医薬品に付与されたメーカーが発行した識別子の GTIN（Global Trade Item Number：商品識別コード）を読み取るだけではなく、GS1 標準のコードを病院が発行することが可能になります。識別子を活用することで、トレーサビリティの確保および医療事故の防止などの医療安全（患者安全）に加えて、物流の効率化、高度化および医療事務の効率化など様々な分野で、業務改善効果が期待できます。そこで病院手術部門の滅菌物管理はもとより、大学病院を含む地域ヘルスケアシステム全体への波及効果を目指して、病院としての GS1 事業者コードの登録を行いました。

2. 取得による効果

(1) 病院における GS1 の活用事例

　アプリケーション識別子は、英語名の Application Identifier から AI と呼ばれます。

AI は、品種、ロット番号などのデータの先頭に付けて使用します。商品識別コードや様々な属性情報を定義することで、数値データの意味付けを共有できます。すなわち、GS1 事業者コードを取得したことで、世界に唯一の電話番号を得たと言えます。これにより、以下に示す様々な GS1 アプリケーション識別子を使用することができます。

(2) GIAI AI:8004 の使い方

　GIAI AI:8004 は、資産（備品・容器など）を表す管理識別番号（GIAI：Global Individual Asset Identifier）です。福井大学病院では、病院の資産である約 3 万 5,000 点以上の手術器具の個体識別や、医療機器の管理に使用しています。本来であれば、製造時点からトレーサビリティを確保するため、製造者による事業者コードを持つ商品識別コード（GTIN：Global Trade Item Number）が望ましいです。しかし、はるか以前に購入した鋼製器具では、購入履歴の追跡が難しい場合、資産コードとして GIAI にて登録を行うことが可能です。登録後、手術器具に GS1 DataMatrix シンボルのレーザー刻印を行い、読取り試験後、洗浄滅菌を行い、手術に使用しました。

　一部のメーカーでは、以前から自社によるトレーサビリティ確保のため、UDI を DataMatrix で刻印している鋼製器具が存在しました。このような場合は、メーカー UDI をそのまま使用し、本院の GIAI を発行したうえで UDI のコードをマスタデータベース上で同一品として登録しました。メーカー UDI が片面だけの刻印の場合、反対面には対応する GIAI を刻印することで、両面読みが可能になります。このようにトレーサビリティの基本は、サプライチェーンの源流である製造者まで遡れ

るようにデータを継続し、回収などに備えることです。そのためには、GIAI発行時には、メーカーによる UDI がない場合、購入履歴や製品コード、ロット番号など、極力詳細にマスタに記録しておくことが望ましいのです。

(3) GTIN AI:01 の使い方

　GTIN は、Global Trade Item Number：商品識別コードの略で、最も物量分野で活用されています。市販の製品に見るほとんどのバーコードは GTIN です。鋼製小物においては、2016年以降、国内外のメーカーでシリアル番号付きの GTIN がソースマーキングされた器具が購入可能になっていますが、まだ一部に留まっています。当院では、GTIN 付きの器具を優先購入することにしています。また、大学病院として、製品を市販することは無いものの、市販薬が入手困難な場合、院内製剤として調剤し、持参薬として関連病院で使用する事例があります（図 3-2）。院内製剤の GTIN に加えて、バッチ番号や使用期限を AI で表示しました。これにより地域の病院に入院した場合、持参薬を通常の市販薬と同様に、バーコードをスキャンするだけで簡便に使用期限切れが検出できるようになり、関連病院においても薬剤の安全使用とトレーサビリティを確保することが可能になりました。

・AI:17 有効期限 (GTIN と合わせて使用)

　コンテナや滅菌バッグなどの滅菌物の使用期限の管理に使用しています。外来や病棟などで器具の詳細な品番などの情報が不要な場合であっても、バーコードを読むだけで、使用期限切れが判別できます。前述の院内製剤も同様です。手術器具の DPM は、器具自身の情報を GIAI または GTIN を使用して、それが梱包さ

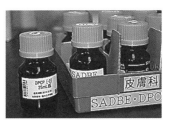
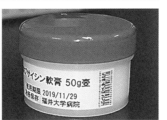
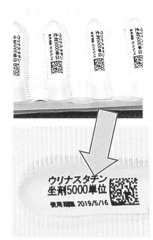

図 3-2　GTIN 院内製剤への応用
GS1 事業者コードを取得することで、GTIN が発行可能。
AI にてロットや有効期限をコードに埋め込み可能。

れた手術コンテナや滅菌バッグのシールには、パケージとしての GTIN と滅菌期限の AI：17 が必ず設定されています（図 3-2）。

・AI:10 バッチ / ロット番号 (GTIN と合わせて使用) AI:21 シリアル番号 (GTIN と合わせて使用)

　院内製剤にて製造バッチなどに使用しています。上記の AI は GTIN と組み合わせて使用可能な識別子であるため、GS1 標準を院内で使用する場合、病院の GS1 事業者コードの取得が必須条件となります。

(4) GLN AI:414 の使い方

　GLN は、Global Location Number：企業・事業所識別コードの略で、ロケーションコード AI:414 は、物理的なロケーションを表すコードとして器具の収納場所である棚の番号や配布場所、手術室の入り口などに設定し、約 1,000箇所に GS1 データバーのシールを貼付しています（図 3-3）。収納するコンテナの GTIN をスキャンし、次に収納場所の GLN をスキャンします。あらかじめモバイル端末に使用者がログインし、スキャン時間とともにリアルタイム

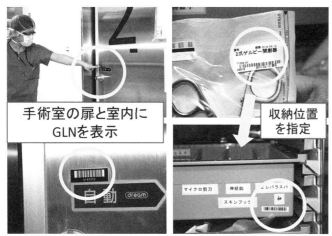

図 3-3　GLN 位置情報の表示と応用
GS1 事業者コードを取得することで GLN が発行可能。

で記録・保管されます。リコールが発生して回収が必要になった場合、配置場所が特定できるため速やかな対応が可能です。また、緊急手術などで手術室が変更になった場合においても、カートの現在位置がシステムで確認できるため搬入間違い検出や遅滞のない対応が可能になりました。GLN は、AI（254）：GLN 拡張フィールドと組み合わせることで、ほぼ無限に位置を設定可能です。GLN は、実社会における郵便番号のような位置づけであり、今後 EDI（電子データ取引：Electronic Data Interchange）が病院に普及するときには、納品や検品などの情報に付与することで真正性を担保することができます。病院において GS1 事業者コードを取得する最大のメリットは GLN の利用にあります。

詳細は、ヘルスケア GLN 導入ガイドライン https://www.gs1jp.org/assets/img/pdf/GLN_Healthcare_Imp_Guide_Ja.pdf を参照してください。

3. 取得・利用するための手続き

ここでは、主要な手続きの流れと費用を簡単に紹介します。詳細については、GS1 Japan のウェブサイト（https://www.gs1jp.org/code/jan/）を参照してください。

(1) 新規登録手続き

GS1 事業者コードを取得したい場合、インターネットから申請を行います。

まず、GS1 Japan のウェブサイトへアクセスし、新規登録手続きのページからメールアドレスの登録をします。登録後、そのメールアドレス宛てに申請フォーム用 URL の案内が届きます。URL にアクセスし、申請フォームに必要事項を入力します。その後、入力時に算出される登録申請料を支払います。GS1 Japan にて入金を確認してから、内容に不備が無ければ約 7 営業日で登録通知書が郵送されます。これで、登録は完了です。

GS1 事業者コードの有効期間が設定され、初回登録した翌月 1 日から 1 年間、または 3 年間です。有効期間は、登録申請時の「支払い年数」により決まります。1 年払いは 1 年間の有効期間、3 年払いにした場合は 3 年間の有効期間となります。

※インターネットでの申請が難しい場合は、登録申請書（用紙）による申請も可能です（ただし、インターネット申請より時間がかかります）。希望する場合は、GS1 Japan に問い合わせてください。

(2) 更新手続き

有効期限後も継続して利用するためには、更新手続きが必要です。有効期限の 1〜2 カ月前に GS1 Japan より、更新手続きの案内書類が届きますので、その案内に従って手続きを進めることとなります。更新手続き時に、改めて支払い年数を 1 年払いか 3 年払いかを選択して、支払い年数に応じて 1 年間または 3 年間有効期間が延長されます。現在、GS1 Japan では事業者情報のアップデートに努めており、登

表 3-1　登録申請料、更新申請料

【登録申請料】（2022 年 3 月末時点）

ランク	事業者全体の年間売上高	3 年払い	1 年払い
Ⅰ	5000 億円以上	350,900 円	154,000 円
Ⅱ	1000 億円以上～ 5000 億円未満	320,100 円	143,000 円
Ⅲ	500 億円以上～ 1000 億円未満	196,900 円	99,000 円
Ⅳ	100 億円以上～ 500 億円未満	136,400 円	77,000 円
Ⅴ	10 億円以上～ 100 億円未満	90,200 円	60,500 円
Ⅵ	1 億円以上～ 10 億円未満	42,900 円	29,700 円
Ⅶ	1 億円未満	27,500 円	17,050 円

【更新申請料】（2022 年 3 月末時点）

ランク	事業者全体の年間売上高	3 年払い	1 年払い
Ⅰ	5000 億円以上	306,900 円	110,000 円
Ⅱ	1000 億円以上～ 5000 億円未満	276,100 円	99,000 円
Ⅲ	500 億円以上～ 1000 億円未満	152,900 円	55,000 円
Ⅳ	100 億円以上～ 500 億円未満	92,400 円	33,000 円
Ⅴ	10 億円以上～ 100 億円未満	46,200 円	16,500 円
Ⅵ	1 億円以上～ 10 億円未満	20,900 円	7,700 円
Ⅶ	1 億円未満	16,500 円	6,050 円

録内容確認を毎年行います。有効期間が 1 年間の場合は、更新手続き時に登録内容の確認を行います。有効期間が 3 年間の場合は、1 年ごとに登録内容確認の書面が届きます。この書面には GS1 Japan の登録情報が記載されています。記載内容に変更箇所が無い場合は GS1 Japan への連絡は不要です。変更箇所がある場合は、変更手続きを行います。なお、登録内容に変更があった場合は、この書面を待たずに、その都度変更手続きが可能です。

(3) 申請料

登録申請料および更新申請料は、事業者全体の年間売上高と支払年数（3 年払いまたは 1 年払いを選択）の組み合わせにより決まります。以下の表 3-1 では、GS1 事業者コード 1 管理単位（GS1 事業者コードが 7 桁の場合 1 コード、9 桁の場合 100 コード、10 桁の場合 1000 コード）当たりの登録申請料、更新申請料をそれぞれ示しています。

(4) 福井大学病院の事例

福井大学病院は、上の表のⅣ欄に該当し、2014 年に登録申請を行いました。以後、3 年毎に登録管理費（更新申請料）を支払い、GS1 事業者コードを継続使用しています。当初は、登録管理費用について院内への説明に苦労しましたが、院内で発行した GS1 事業者コードが業務効率化につながり費用対効果が高いことが次第に認識され、積極的な展開に向かっています。2022 年では病院にとって事業継続上無くてはならないものとなっています。

（笠松眞吾）

Ⅲ - 4

医療機関における GS1 コードの活用

はじめに

コンビニやスーパーでは、バーコードの利用が当たり前になっています。新人バイトがバーコードで発注をかけ、セルフレジでは客自身が商品登録しています。専門的知識を持たずとも極めて正確に業務を完結し、タイムリーな在庫管理、入力業務を実現できています。

では、医療機関はどうでしょうか。多くは未だに、紙伝票での運用、ラベルシールでの請求が行われています。医療機関で GS1 導入ができれば、コンビニ同様に効率的にできるのではないかと思います。それは、だれしもが理解できることだと思いますが、悲しい現実があります。その理由について、UDI の報告書では、コストを理由に挙げた医療機関が 60％あり、他と大きく差をつけての 1 位となっています（図4-1）。

GS1 導入はコストがかかるでしょうか。宮城県立こども病院（以下、当院）では、電子カ

ルテのカスタマイズなし、コストをかけずに、GS1 運用を構築しました。コストをかけずともできることがあります。まずそれを知っていただきたいと思います。

入院では DPC 請求が定着し、包括請求が広がっています。診療報酬 "収入" のマネジメントだけでは足りません。これからは、"コスト" もデータ管理されることが要求される時代になっていきます。SPD の在庫から電子カルテ、患者記録までつながるロジスティクスの構築は、経営効果の高い医療 DX の一つといえます。まず、一歩を踏み出しましょう。

この章では、これから GS1 導入を目指す医療機関への後押しすることを中心に、その実現のために解決すべき課題についても考えていきます。

1. 医療材料の医事請求業務

特に、特定集中治療室や手術室での医療材料コストは大きく、医療材料の GS1 導入による

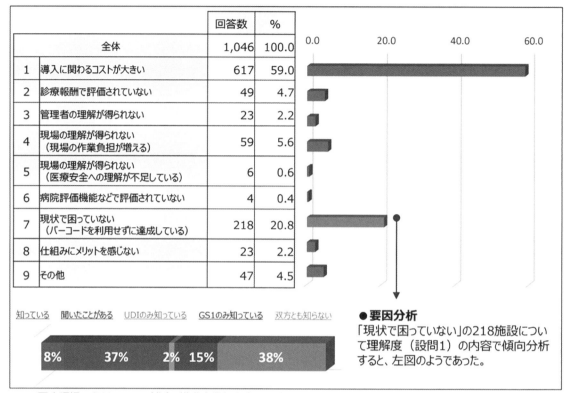

導入を阻害する要因は何か

		回答数	%
	全体	1,046	100.0
1	導入に関わるコストが大きい	617	59.0
2	診療報酬で評価されていない	49	4.7
3	管理者の理解が得られない	23	2.2
4	現場の理解が得られない（現場の作業負担が増える）	59	5.6
5	現場の理解が得られない（医療安全への理解が不足している）	6	0.6
6	病院評価機能などで評価されていない	4	0.4
7	現状で困っていない（バーコードを利用せずに達成している）	218	20.8
8	仕組みにメリットを感じない	23	2.2
9	その他	47	4.5

知っている　聞いたことがある　UDIのみ知っている　GS1のみ知っている　双方とも知らない

8%　37%　2%　15%　38%

●要因分析
「現状で困っていない」の218施設について理解度（設問1）の内容で傾向分析すると、左図のようであった。

医療現場における UDI 利活用推進事業報告書、平成 31 年 3 月、一般社団法人日本医療機器産業連合会

図 4-1　医療機器・医療材料・医薬品のバーコード活用に関するアンケート調査

業務改善、医事請求に対する効果は高いのです。当院での手術室の収益は、全入院収入の 15％以上にもなります。レセプトでは請求材料について、商品名、規格またはサイズの記載も必要とされていることから、その多様な材料算定は正確性を要求されます。手書き紙伝票の伝達では、この要求への対応はなかなか難しいものがあります。製品の取り違え事故防止やトレーサビリティの確保、流通の効率化などを目的として、医療用医薬品、医療機器などへのバーコード表示が義務化されたことにより、診療報酬請求可能な材料のほとんどに GS1 表示が広がりました。その結果、電子カルテへの GS1 入力から医事システムまでの連携ができれば、算定根拠となる記録の必要から保険請求までの流れが可能になります。当院では、この紙伝票からの脱却を目指し、GS1 運用をスタートさせました。

2. GTIN だけでも使ってみよう

　GS 1 には、使用期限やロットの情報も入っています。そのすべてを活用できればすばらしいのですが、電子カルテにその機能が入っていなければ、カスタマイズが必要となります。しかし、その壁は高い。当院では、コストをかけずに GS1 を導入できました。その秘密は、GS1 の一部の利用、GTIN（商品コード）のみの利用からスタートしたからです。バーコードリーダーの設定で GS1 バーコードを読み取ったとき、GTIN13 桁の部分だけを送信する機能を、筆者は偶然見つけました。かつては、病院オリジナルの黄色いバーコードシール（13 桁）を

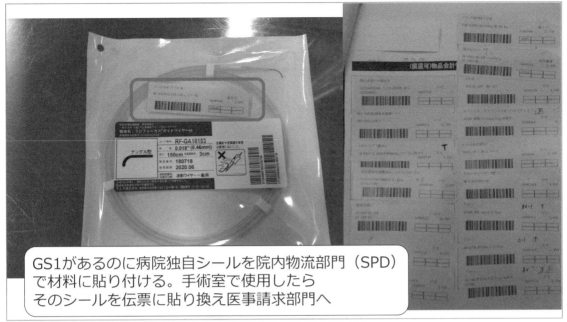

> GS1があるのに病院独自シールを院内物流部門（SPD）で材料に貼り付ける。手術室で使用したらそのシールを伝票に貼り換え医事請求部門へ

図 4-2　GS1 導入前の紙運用

SPD が材料のパッケージに貼り、使用すると看護部が請求伝票に貼り替え、医事へ伝達していました。GTIN コードも同じ 13 桁です。電子カルテマスタを置きかえれば、カスタマイズなしで使えるはずです。SPD 職員が材料 1 つ 1 つにオリジナルシールを、その隣に GS1 表示があるにもかかわらず、貼っていたのです。なんと無駄なことをしていたのでしょうか。GS1 を GTIN だけ利用したとしても、その導入効果は高いです。できるとわかれば、マスタの構築にはいります。オリジナルシールに付けられている 13 桁を、GTIN の 13 桁のコードに置き換えていきます（図 4-2）。

3. マスタ構築の難しさ

　GS1 利用に適応した "マスタ" の構築には苦労しました。医療材料については、医療機関利用の視点で整備された "標準マスタ" が存在していません。GTIN のコードを一括して電子カルテに落とし込むことができないのです。市販の材料データベースも試しましたが、実際商品に貼られているバーコードが日本のコードではなく、外国の GS1 だったなど、実態とは乖離があり、使うことができませんでした。そのため、薬剤と異なり、ネットなどからマスタを取り込めば、すぐに電子カルテで使えることにはなりません。

　実際行ったのは、ICU と手術室の倉庫内にある実際の材料パッケージを 1 つずつコピーして、そのバーコードについて手作業でマスタ登録していくという、手間がかかる作業でした。ICU、手術室ともに 1 週間程度かけて、その作業を完了させました。本稼働後も未設定の材料との格闘が続きましたが、3 カ月程度で徐々に落ち着いていきました。机上で考えるより、動いた方が早いというのが結論です。

　標準マスタがあれば、全医療機関でこの作業をする必要がなくなります。実現には医療機関だけではなく、メーカーなど関わる多くの関係機関が協力する必要があります。期待を込めて、標準マスタの構築は、今後解決すべき課題だと思います。

4. 縦割りを見直す難しさ

　医療機関でのGS1導入には、1つの部署だけではなく、SPD、医事、薬剤部、手術室、病棟など、複数部門を巻き込んだ調整が必要です。縦割りに作られた専門的な運用を崩したくない現場と相互理解を図りながら、病院"全体の運用"を変えなくてはいけません。バーコード運用は、担当者の思い付きや、業者に任せていればできるというものではありません。導入には、現場との信頼関係を保ちながら、同じ理想を持ちながら進めることが必要です。ここに難しさがあります。

　当院では、手術室やICUでのGS1入力からスタートさせました。材料を紙伝票で伝達する元々の運用に、現場が不安を持っていたため、導入への協力を得られやすかったのかもしれません。現場とのwin-winの関係を保ちながら進めていきました。

5. 今あるものを使いこなしているか

　電子カルテとは別に、病院の専門的業務に特化した部門システムがあります。例えば、手術部門システムは、手術室業務のノウハウが詰ったシステムです。当院では、バーコードでの材料入力をこのパッケージ化されている標準機能を使い、実現させました。新たな試みの開始は、新たなシステム購入の検討からスタートと考えてしまいがちです。しかし、すでにある機能をまず理解するところから考えることが大切です。既存システムでできることがあれば、コストはかかりません。使い慣れた画面や操作性は現場も受け入れやすく、お試しも簡単にできますから、導入のハードルは一気に下げられます。

　当院の病院を見学された方が一番驚かれるのが、手術部門システムでGS1入力すると、医事請求までできることです。手術部門システムと電子カルテはもともと連動していたので、医事システムへの連動については、カスタマイズ

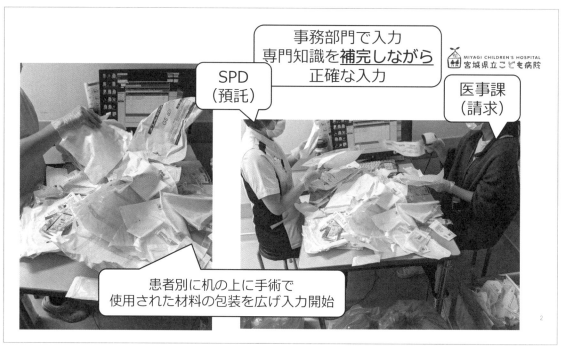

図4-3　手術材料のGS1入力

は不要でした。医事請求が手術室で完結できていることは、当たり前のようで難しいことです。

もともと手術業務のノウハウを持ったシステムですから、材料入力についても考えられていましたが、私たちが今まで使いこなせていなかったのです。今あるものを使いこなしているか、今あるものでできることはないか、GS1 利用の成功のカギは、ここにあります。

6. 手術材料は事後入力で

運用においても、そのシステムの特性を考えて効率性を追求していきました。手術材料は、病棟の運用と異なり、開封時の入力に固執しないことです。手術中にお腹を開いた患者を前に、ピッと材料を入力してから先生に材料を渡すということは、考えられません。手術現場を考えれば、"事後入力" が現実的です。使用した材料の空パッケージ、空箱、空袋を回収袋に集めて、後から入力します。当院では、翌日に回収袋を集めて入力しています。

病棟では、使用時に入力することが原則ですので、異なる運用となっています。現場の意見を聞き、理想に固執せず、臨機応変なマネジメントを行う。それが現場との信頼につながります（図 4-3）。

7. 看護から事務へ効率的業務移行の負担と理解

手術材料の入力は、看護部ではなく、SPDと医事課職員が共同で行っています。GS1 導入前は、看護部が材料の伝票を作成していたので、本来であれば看護部が入力することが自然です。しかし、SPD と医事課職員がやることにより、SPD の預託品の事務管理、医事保険請求との整合が、GS1 入力作業中に処理できるようになりました。また、マスタ未作成材料の使用があった場合などイレギュラーな対応もできる事務が入力するからこそ、一元的な運用が可

宮城県立こども病院 医事課アンケート（GS1 導入 5 年目）

Q.手術の材料請求についてどのくらい各信頼性について教えてください

		1．非常に信頼している	2信頼している	3信頼していない	4全く信頼できない
A．	GS1入力	7	0	0	0
B．	紙伝票	0	7	0	0

Q.GS1導入から5年経ちました、紙運用に戻す提案をどう思いますか

医事経験年数	紙伝票に戻す	なぜそう思ったのか教えてください（自由記載）
1．1～5年	3反対する	材料入力を行う際、預託品は紙伝票で突合せを行っているが、似ている名称や規格のものも多く、看護師さんが記入したものと、実際使用した物品や数に相違がある場合が結構あります。そのため、紙伝票よりもGS1で入力したデータの方が信頼性が高いと感じています。紙伝票だと少なからず記入漏れや間違いが発生してしまうと思うので、GS1は続けるべきだと思います。
2．5～10年	3反対する	・1つの手術で大量に使用する材料（プレート、ボルト）の数量確認にかかる時間が短縮している。・担当者毎に手術部へ材料の照会を行う機会が減少した・紙伝票だった時は、使用材料を伝票へ手書きしていることも多く、名称誤りや規格の未記載で材料を特定できない事例があった。
3．10年以上	4強く反対する	手作業による業務負担が過度に生じるため。業務知識、経験等不足による診療情報の伝達もれなどが発生しやすいため。

図 4-4　宮城県立こども病院 医事課アンケート（GS1 導入 5 年目）

能になります。このように、入力後の医事請求までの業務フローを分析すると、いままでやっていた看護部ではなく、事務が行う方が効率的になりました。これにより、看護部の業務は減り、医事の負担が増えました。そのため、医事から不満が出るのではと心配しましたが、逆に好評を得ていることがアンケート調査からわかっています（図4-4）。

　紙伝票運用を経験している医事職員ならわかることですが、手術材料の請求は、専門的知識と経験が必要です。GS1導入後は、その特性であるだれでもが確実に入力できる正確性の実現で、新人医事職員でも正しく請求ができると評価を得ました。GS1入力の信頼が人材の有効活用を生み、ベテランの負担を減らすことができたことで負担感よりもその評価が高くなったことがわかります。GS1を理解し、その効率性を一緒に追求していくと、現場の負担意識は理想の追求に代わっていきます。既存の部門からの業務移行を行うような聖域なき議論が有効です。

8. 請求から記録への意識の変化

　GS1導入後、材料入力に対する現場の意識が変わってきました。例えば、何のカテーテルをいつ使ったのかを記録として残しておきたいという要望が出てくるようになりました。さらにいままでは、保険請求に必要だから材料を入力していた。そうではなく、いつ何を使ったのかを記録し、次に同じ手技をするときに参照したいという意見が出ました。保険請求できる製品にはGS1バーコードが印字されていますが、残念ながら、消耗品扱いの材料はGS1表示が義務化されていません。そのカテーテルは、診療報酬算定できる材料ではない、いわゆる消耗品であり、バーコードがついていないのです。

　そのため、現在もGS1入力が実現できてい

ません。医療機関側が"記録"という視点で必要な情報と、印字されている医療材料の完全なマッチングに至っていない現状があります。これからは、保険請求の範囲だけではなく、"記録"の観点で、バーコードが印字されていることが望まれます。バーコードが印字されていない医療材料への対応は、病院が工夫して記録しています。メーカー、業界団体には、理解と協力と共に、意識の変革が必要だと考えます。

9. 物流から患者記録へ、トレーサビリティ実現をみなさんと共に

　コンビニでは、バーコード活用ができています。青いコンビニも、赤いコンビニも、黄色いコンビニも商品についた同じバーコードを利用できます。医療機関ではどうでしょうか。例えば、医療材料には標準マスタがないことは、前述した通りです。電子カルテも、パッケージそのままではGS1が利用できません。処置入力画面にバーコードの入力枠があったとしても、実際の運用に合わせた設計にはなっていません。GS1を導入するとき、このような課題は、個々の病院の運用に依存され、大きな負担となっています。

　バーコードが印字はされているものの、GS1ではない規格で読み取れない。印字されているバーコード自体が間違っている。気づいた病院がメーカーと直接改善を要求する。しかし、商品自体の性能の問題ではなく、重要度は低く処理されてしまいます。例えば、1 cmのバーコードを読み取る場合はリーダーを近づけて読み込みますが、幅10 c mのバーコードが印字されている材料は、ピントを合わせるため、腕を伸ばしてリーダーを離してトリガーを押さなければならず、読み取るのに苦労します。そもそも、コンビニに10 c mのバーコード印字された商

品があるでしょうか。医療機関で GS1 を使えるようになるためには、医療機関の努力だけではなく、メーカーなどが医療機関での利用、"記録"につなげる意識を持ち、一緒にトレーサビリティ実現を目指していくことが必要です。

"記録"を視点としたとき、GS1 印字は義務化された保険請求ができる範囲だけではなく、消耗品などを含めた範囲となります。残念ですが、すべての医療材料にバーコードが印字されてはいません。GS1 が印字されていない材料は、病院側で製品バーコードラベルを印字し貼る、印字されていない材料のマスタをバーコードにした台帳を作成し、さらに、文字検索し手入力するなど、医療機関側の工夫が必要です。

実際、在宅管理患者使用のカテーテルなど消耗品扱いの材料のほとんどに印字はありません。複数のメーカー、規格があるカテーテルについて、いつ、どの長さ、太さを使ったのか、渡したのかを GS1 で入力することが、現在はできないのです。

医療機関側の"記録"という視点での必要性と、メーカー、業界の認識が完全なマッチングに至っていません。保険請求の範囲ではなく、"記録"の観点で、バーコードが印字されていることが現場では望まれています。

どの病院でも GS1 が使えることは、メーカーから患者の電子カルテ"記録"までのトレーサビリティの実現と、経営的視点でのロジスティクスの構築は、医療機関のみならず、関わるすべてのみなさんと、win-win の関係を作ることができます。期待を込めて、GS1 が医療機関に広がることをメーカー・業界団体、ベンダーのみなさんの協力を得ながら、一緒に実現していく未来に期待します。

（渡邉　勝）

Ⅲ - 5

医療機関における バーコード／ RFID の導入の 進め方

1. 概　要

　バーコードが医療業務の効率化や、安全性の向上に寄与することをご存知の方は多いと思います。バーコードは、受発注管理や在庫管理業務の効率化に役立つだけに留まらず、手術器具の管理や、電子カルテとの連携による医事請求業務の効率化などにも役に立ちます。また、薬機法の改正に伴い、医療機器や医薬品へのバーコード表示が義務付けられたことで、バーコードを用いることで得る利便性はますます増加しています。

　このように医療業務の効率化に欠かせないバーコードなどの自動認識システムの導入を検討する際に、最初にすることは、現場の問題を明確に把握し、その問題により生じている無駄なお金（ロスコスト）を知ることです。単に「問題をなんとかしたい」という漠然とした考えだけでは、問題の解決にいくら投資すべきかわかりません。そのために現場の問題を労働時間や、

運用単価といった数値に換算することで、実態を財政的な見地で把握することができます。

　問題の把握とその数値化ができたら、次にその問題を解決する方法を検討します。この段階で避けるべきことは、最新技術が一番優れている、との先入観を持たないことです。例えばRFID は、バーコードにはない複数のタグの一括読み取りなどの利点を持つ一方で、タグの価格がバーコードよりも高く、電波特有の問題が存在します。バーコードは運用コストが低く、信頼性がありますので、多少の手間がかかりますが、確実性を求める場合に適しています。課題の内容を十分に検討して使用するシステムを決めましょう。

　採用する自動認識システムが決まったら、次に現場に適した機器を選びます。機器選定にあたり、製品メーカーやシステムインテグレーターから提案をもらうことも考えましょう。

　また、バーコードや RFID に入っているデータですが、どちらも GS1 が定めたルールが定められています*1。国際標準に則ってデータ

を扱うことで、物品コードだけでなく、消費期限やロット番号なども扱うことができますので、事前にある程度の知識を得ておくことが大切です。

　導入効果を事前に把握するために、機器選定やシステム設計などが終わった段階で、投資の見積もり費用を元に、ROI（投資対効果）値を算出することをお勧めします。このROI値が1以下だと投資に見合った課題解決ができません。その後、機器メーカーやシステムインテグレーターから正式な見積もりが提出されたら正確なROI値を算出して、実行要否の最終判断をします。なお、システムを発注する際の納入仕様書は、非常に重要な契約書の一つになります。

　バーコードやRFIDなどの機器を使用する際には、事前に現場でテストすることが重要です。実際に利用する現場で、実際の運用を想定した動作テストを行って、問題の芽を摘んでおくことでスムーズなシステム導入ができます。

　例えば、最新機器と旧型のシステムを組み合わせる場合に、データの転送やデータ桁数などで問題が起こる場合があります。また、現場の電波環境はRFIDの性能に影響を及ぼします。なお、RFID機器は電波を発する無線機として電波法が適用されます。利用するためには、電波出力などにより、免許申請あるいは登録申請が必要な場合があります[2]。システム導入にあたっては、メーカーに申請の要否を確認してください。

　実運用を開始した直後や、運用中に周辺環境が変わった場合に予期せぬ問題が発生することがあります。そのような状況に備えるために、システムの導入に関わった業者と保守契約を結び、運用後の問題にも対応してもらえる体制を整えておくことをお勧めします。さらに、機器については予備品を持っておくと、問題が発生した時の早期復旧に役立ちます。

　なお、RFIDを使用する場合、使用済みのRFタグの取り扱いについてあらかじめ定めておくことが重要です。RFタグを再利用するのか、もしくは廃棄するのか、また廃棄する場合にはその処理手順はどうするのか、などを事前に定めておくとよいでしょう。

* 1　GS1標準：ヘルスケアに関するGS1のルールについては下記をご参照ください。
https://www.gs1jp.org/group/gshealth/disclosure/gs1_healthcare_rules.html
* 2　免許/登録の申請方法：一般社団法人日本自動認識システム協会（JAISA）のホームページ内に掲載されている920MHz帯RFID無線局申請ガイドラインをご参照ください。
RFID関連ガイドライン　URL: https://www.jaisa.or.jp/guideline_rfid.php

2. システムの導入プロセスフロー

　次頁にシステムの基本的な導入プロセスフローを示します（**図5-1**、破線内はRFIDのみ）。

3. システム導入費用の目安

　次頁（**表5-1**、**5-2**）参照。

4. システム導入サポート

　次々頁（**表5-3**）参照。

5. 納入仕様書（発注側）

　納入仕様書は、システム受注者が医療現場に最適なシステムを導入したり、見積もりを行ったりする際に参考とする重要な情報源です。下記の納入仕様書記載項目の例を活用して、シス

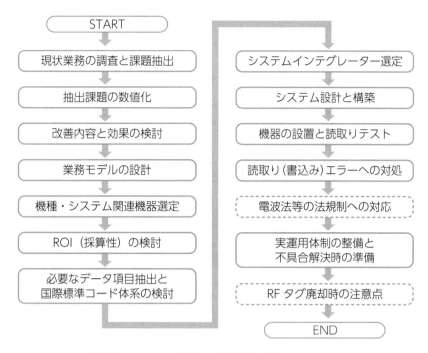

図 5-1　システム導入の基本的なプロセスフロー

※ RFID システムの導入プロセスフローは、一般社団法人日本自動認識システム協会（JAISA）のホームページからダウンロードできます。

RFID 活用ガイドライン URL：https://www.jaisa.or.jp/guideline_dl_rfid.php

（RFID 活用ガイドラインのダウンロードには個人情報の入力が必要となっています）

表 5-1　バーコードシステム導入費用の目安

No	機　器	概算費用	備　考
1	バーコードラベル	感熱ラベル：1 円〜 / 枚 熱転写ラベル：1 円〜 / 枚	用途、仕様、寸法、枚数により価格が変わります。耐擦過性、耐薬品性、耐久性が求められる場合はメーカーにご相談ください。
2	バーコードリーダー	①手持式 (有線)：3 万〜 15 万円 ②手持式 (無線)：8 万〜 12 万円 ③定置式：4 万〜 20 万円以上 ④ポケット (無線)：4 万〜 10 万円 ⑤ハンディターミナル：要相談	用途、接続仕様、購入台数などに応じて価格が変わります。またハンディターミナルはアプリ開発が必要です。個別に見積もりを行う必要があります。
3	バーコードプリンター	20 万円〜 150 万円以上	ラベル幅、印字密度、印字精度、印字速度などにより価格が変わります。RF タグに対応した製品もあります。
4	インクリボン	1,000 円〜 / 巻	熱転写ラベルの印刷に必要です。用途、仕様により価格が変わります。
5	システム	300 万円〜 1,500 万円以上	求められる内容に応じて費用が変わります。

表 5-2　RFID システム導入費用の目安

No	機　器	概算費用	備　考
1	RF タグ	10 円 / 枚〜数 10 円 / 枚 ※種類によっては数 100 円 / 枚〜	RF タグの単価は発注数量で変わります。また、管理する対象物により使用する RF タグの種類が変わります。
2	リーダーアンテナ	⑥ハンディ型：30 万円〜 ⑦ボックス型：30 万円〜 ⑧シート型　：40 万円〜 ⑨ゲート型　：40 万円〜 ⑩トンネルリーダー：250 万円〜	・RF タグと同様に、管理対象物、管理範囲、台数、通信仕様などに応じて必要な機器が変わります。 ・個別に見積もりを行う必要があります。
3	プリンター	30 万円〜	
4	システム	300 万円〜 1,500 万円以上	求められる内容に応じて費用が変わります。

＊販売形態はメーカー直接販売、ネット販売、販売代理店経由、レンタルなど、販売会社により様々ですので、製品メーカーにお問い合わせください。

表 5-3　サポート内容の例

No	サポート時期	バーコードシステム	RFIDシステム
1	運用開始前	・プリンター、バーコードリーダー、ラベル選定アドバイス ・現場読み取り検証 ・使用環境に応じた機器チューニング（印字濃度、印字速度、印字位置など） ・取り扱いに関する説明 ・技術トレーニング	・RF タグ・リーダー選定アドバイス ・現場読み取り検証 ・使用環境に応じた機器チューニング（電波出力調整など） ・取り扱いに関する説明 ・技術トレーニング
2	導入後	・ハードウエア、ソフトウエアのメンテナンス ・システムメンテナンス ・遠隔動作状態監視 ・使用条件の変化に応じた機器チューニング ・データ分析による業務効率化の提案 ・オペレーション教育	
3	保守点検	・年契約 ・スポット対応 ・電話対応	

サポートの内容は会社により様々ですので、詳細は販売会社にお問い合わせください。

テムに求める項目を詳しく記すことで、システムを導入する際の不備や、誤解などのトラブルを未然に防ぐことができます（表 5-4）。

6. システム導入担当者とその役割分担（参考）

システムを導入する際には、様々な役割の人が関わります。一人でいくつかの役割を果たす場合もあります。それぞれの役割分担と、責任範囲を明確にすることは、システムの導入を円滑に進めるために大切です。

また、各部門における役割分担と責任範囲を明確にすることで、システム導入時の作業漏れ

表 5-4　納入仕様書記載項目の例　　　　　　　　　　　* RFID 使用の場合

No	項　目
1	目的、用途
2	具体的な業務上の課題（定量化した工数など）
3	運用方法 a. 既存の運用方法をできればフローチャートなどの形で b. 実務を担当する方の職種（医師、看護師、事務など）、想定 IT レベル c. ラベル（RF タグのエンコード内容）印字内容、最大発行量 d. 運用におけるすべての、ラベル（RF タグ）を発行するプロセスおよび、ラベル（RF タグ）を読み込むプロセス " e. 現在／導入後の業務プロセス f. システム運用時間（9〜17 時、24 時間など）
4	順守すべきコンプライアンス（法令／ガイドライン / 院内運用ルールなどの）（有・無）
5	個人情報取り扱い（有・無）
6	導入工程（希望時期、導入拠点、運用計画、将来の運用拡大計画など）
7	対象物、対象物の素材・内容物・材質、包装材、内容物それぞれ （RF タグの場合、アルミ蒸着パウチ、メタリック印刷、液体を入れた容器などは要注意）"
*8	一括読み取りの有無、一括読み取りする数量・運用方法・荷姿・読取方法
9	貼付可能面積（サイズ：縦 × 横）
*10	RF タグを読み取る距離
11	保管・使用環境
12	環境条件（耐熱 / 防水 / 滅菌仕様などの要求）（有・無）
13	納品時の荷姿（単品、集合梱包）、受入検品の場所

表 5-5　システム導入担当者とその役割分担

担当者	役割分担	責任範囲
導入責任者	システムの現場導入	現場への説明、システムの仕様策定、システムインテグレーターへの説明
運用主管部署	システムの運用管理	システムの運用、トラブル時の現場対応
情報管理部門	システムの情報管理	システム内の情報監視、トラブル時の情報修復
システムインテグレーター	システムの開発	仕様で定めた範囲内のシステム品質担保

や混乱を防止します。適切な役割分担は、それぞれの病院で異なりますので、個別に検討する必要があります（**表 5-5**）。

(1) 導入責任者

病院側の導入責任者（プロジェクトマネジャ）です。導入計画の策定（スケジュール・予算の管理など）、システムインテグレーターとの窓口、他部門との整合、折衝を担うことでスムーズな導入につながります。IT 知識のある方が望ましいです。

(2) 運用主管部署

システムの運用を管理する部署です。運用主管部署においても責任者を選定し、部署内の意見の集約や、システムの品質確認（現場で実際に運用が可能か確認する）の役割を担うことでスムーズな導入につながります。

部署のメンバー方は、運用課題や機能要望、運用イメージを明確な形（フローチャートなど）

で示す必要があります。

(3) 情報管理部門

　システムで扱う情報を管理する部署です。情報システム部門もプロジェクトに参加し、他部門システムとの整合、電子カルテとの連携、仕様変更などの確認と調整を行う役割を担うことでスムーズな導入につながります。情報システム部門が導入責任者となることが望ましいです。

(4) システムインテグレーター (SIer)

　システムの受託開発を行う企業で、企画、構築、運用、保守などの業務を一括して請け負います。システム導入の際には、システムインテグレーターにすべてを任せきりにせず、互いに協力してシステムの構築に取り組み、必要であれば運用の見直しなどを含めて全体としての業務の効率化を目指すことが成功の秘訣です。

(JAISA)

Ⅲ - 6

医療機関における医療材料マスタ

はじめに

医療機関において、GS1 標準の商品識別コードである JAN コード（GTIN-13 や GTIN-8。Global Trade Item Number）や、集合包装用商品コード（GTIN-14）を活用した医療材料マスタの整備は非常に重要です。

医療材料マスタとは、医療機関が使用する医療機器や治療に用いる材料、消耗品などの情報を管理するデータベースのことです。適切に整備された医療材料マスタを運用することは、医療機関にとって、以下のメリットがあります。

◆医療機器や治療に用いる材料、消耗品などの情報を院内で一元管理することができる。
◆正確な経営分析に役立てることができる。
◆医療安全に関する管理ができる。
◆正確な在庫の管理により、医療を持続的に提供することができる。
◆採用品の集約や、同等品へ切替えなどの品目整理ができ、経営改善につなげることができる。
◆正確な医事請求情報が入手できる。

以降では、医療材料マスタの運用で必要となる事項について考えていきます。

1. 医療材料マスタの整備作業

医療材料マスタの整備作業を行う際に重要な点は、以下の通りです。

(1) 主な整備作業項目
①商品の登録：医療機器や治療に用いる材料、消耗品などを登録する。
②マスタの分類：登録された材料を種類別に分類する。
③材料情報の入力：材料に関する情報を入力する。例えば、販売元、商品名称、規格、定価、償還価格など。
④購入価格管理：購入先と購入価格を管理する。

⑤在庫管理：処理の区分（定数管理品、預託管理品、持込管理品、都度発注品など）や定数管理など。

(2) 留意すべきポイント

①材料情報を常に最新の情報へ更新すること

医療材料は、2年に一度実施される診療報酬改定（償還価格改定）や、販売元による定価変更などにより適宜更新されます。そのため、医療材料マスタに登録された情報も、その都度、更新する必要があります。

②材料分類を適切に設定すること

医療材料マスタの分類方法は、使用する物流システムによって異なりますが、適切な分類を設定することが重要です。適切に分類することで、マスタの検索や購入分析などに活用することができます。

2. 医療材料マスタを整備する上での課題とは？

医療材料マスタを整備する際に課題となる主な点は、以下の通りです。

(1) データの多様性

医療材料には、メーカーや商品の種類により、形状、使用目的など、様々な管理項目が存在します。そのため、マスタ整備時には、メーカーなどより多様な情報を収集・整理する必要があります。

(2) システムとの連携の複雑性

マスタデータは、在庫管理や調達管理などのシステムと連携する必要があります。しかし、システムごとにデータ形式や取り扱い方法が異なるため、マスタ整備時には、システムとの連携をスムーズに行うための作業が必要となります。

(3) 情報更新の適時性

製品情報や在庫情報など、変更が頻繁に発生することがあります。そのため、マスタデータの更新を適時行うことが必要であり、更新の漏れを防ぐための仕組みが必要です。

(4) データの正確性の確保

マスタに登録する情報は、医療現場で必要な情報を正確に反映する必要があります。そのため、データの収集や更新において、ヒューマンエラーを防ぐための仕組みが必要です。

3. 医療材料マスタを導入する際に必要な準備とは？

医療材料マスタを導入する際に準備すべき主な点は、以下の通りです。

(1) 導入目的や必要性を明確にする

なぜ、医療材料マスタを導入する必要があるのか、どのような目的を持っているのかを明確にします。例えば、在庫管理の効率化や医療ミスの防止、材料コストの削減などが挙げられます。

(2) 導入範囲を決定する

どのような範囲についてマスタを作成するか、また、どのような情報を登録するかを決定します。例えば、医療機器や治療に用いる材料、消耗品などのカテゴリーごとに分類し、必要な情報を洗い出します。

(3) データ入力のルールを確立する

データ入力ルールを確立することが重要です。データ入力ルールとは、データを登録する際に必要な情報や登録方法、登録可能な値などを定めたものです。データ入力ルールを明確にし、全員が共有することで、誤ったデータの登

録や漏れを防止することができます。

(4) ワークフローを確立する

医療材料マスタの整備は、複数の部署や担当者が関わる作業であるため、誤ったデータの登録や重複したデータの登録などが発生することがあります。ワークフローを確立することで、データ登録の適切な手順を定め、適切な承認フローを構築することができます。これにより、データの正確性や整合性を確保することができます。

(5) データを一元管理する

医療材料マスタには、多数のデータが含まれます。これらのデータを別々に管理せず、一元管理することで、データの整合性を確保することができます。また、データの重複や漏れを防止することもできます。

(6) 適切なシステムを選定する

運用するシステムに従って、マスタデータを整備します。よって、システムの選択にあたっては、マスタデータの運用方法や機能性、利用しやすさ、導入費用やランニングコストなどを考慮する必要があります。

(7) 適時データ更新を実施する

医療材料マスタには、製品情報や価格などの情報が含まれます。これらの情報は、製品や価格の変更に伴い、適宜更新する必要があります。更新を行うことで、データの正確性を保つことができます。

4. 標準バーコード、GS-1 コードを活用することによって実現できることは？

上記で述べたように、医療材料マスタの整備には様々な準備が必要です。これらを医療機関だけですべて行うことは、困難であると考えます。しかし、標準バーコード、GS-1 コードを活用することにより、実現できることは多々あります。

(1) 材料の統一的な管理

医療材料の名称や規格の違いによる管理の煩雑化を解決することができます。標準コードは、製品ごとに独自のコードを使用するのではなく、共通のコードを使用することで、医療材料の管理を統一的に行うことができます。

(2) データの統合性の向上

異なるシステム間でデータを統合する際のコードの不一致を防止することができます。コードが一致していれば、異なるシステム間でもデータを簡単に受け渡すことができます。

(3) 情報の利便性の向上

医療材料に関する情報を簡単に共有することができます。標準コードは、業界全体で共通の言語として認識されており、コードを知っていれば製品の情報をすぐに入手でき、利便性が向上します。

(4) 精度の向上

外部のデータベースと簡単に接続することができるようになります。外部のデータベースには、製品に関する詳細な情報が含まれており、それを適切に利用することでデータ精度を高めることができます。

(5) 業務の効率化

業務の効率化を図ることができます。例えば、バーコードリーダー、ＩＣタグなどの利用により情報入力業務を簡単にすることができます。

（参考）事例紹介－マスタ管理フローの設定－

外部のデータベースを活用し、院内のマスタ管理フローを確立された医療機関の事例です。

フローを設定したきっかけは、特定保険医療材料の医事請求漏れや請求コード間違いが多く発生したことでした。院内で使用される材料は、購買部門の管理品、SPD管理品だけでなく、医療現場からの直接発注、ディーラー持ち込み、メーカー預託品など、いろいろなルートで院内に持ち込まれ、使用されます。そのため、情報の一元化がされておらず、使用後に各課が必要な情報をそれぞれが収集していました。その結果、離齬が発生し、医事請求漏れなどに繋がっていました。この現状を改善するために、院内に「グランドマスタ」の考え方を用い、まずは、院内に持ち込むすべての商品において、グランドマスタに登録しないと持ち込めないルールを設定しました。

次に、グランドマスタ担当者を新たに設け、外部の医療材料データベースと連携を行いました。外部データをもとに、グランドマスタに商品登録後、各部門システムへ連携します。また、各部門システムで設定されたシステムコードをグランドマスタ上にも登録しておくフローにし、院内のデータも一元管理が可能となりました。

以上のように医療材料マスタの活用範囲は、医療物流の効率化から経営改善まで多岐にわたります。一方で、適正な運用には現場に大きな負荷がかかるため、標準バーコード、GS-1コードや外部データベースなどの効率的な活用が欠かせません。

是非、皆様の病院で、医療の質向上・経営の質向上に向けたマスタの必要性・意義を話し合ってみてください。

（(株)エム・アール・ピー）

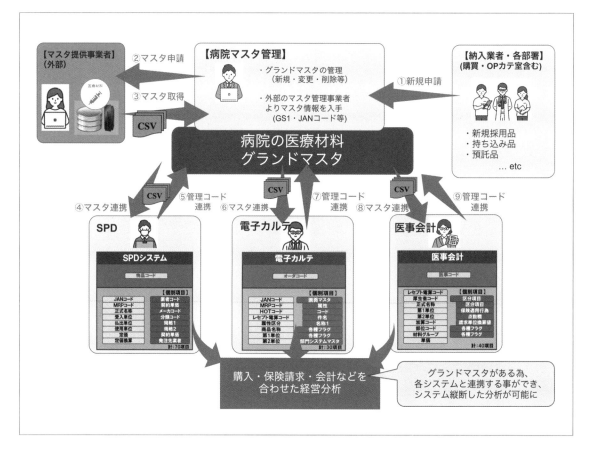

第IV章
電子カルテへの標準実装に向けて

IV - 1

GS1 バーコードを診療に活用するためのシステム仕様書記述のためのポイント

はじめに

薬機法の改正により、医薬品・医療機器への識別符号の表示が義務化されることとなりました。ここで表示される識別符号は、国際的な整合性および国内での普及の観点から、GS1 バーコードで行うことが厚生労働省より通知されています。GS1 バーコードは、国際的にも重複せず、商品を特定できるコード体系を用いていること、また、医薬品や医療機器で特に重要性の高い有効期限やロット番号／シリアル番号も、バーコードに含めることができるという特徴があります。これを活用することで、医療現場で現在、手入力で行われている様々な業務の効率化を図ることができます。

現状では、診療現場で使用されるシステムである電子カルテ等での GS1 バーコードの活用や運用の実績は、多くの電子カルテベンダーにおいて乏しい状況です。そのため、GS1 標準を利用するシステムを調達する場合、その仕様書には、GS1 標準の基本的な事項に加えて、電子

カルテベンダーが見落としがちなポイントも含めて、記載することが望ましいといえます。そのような観点から、本章では、システム仕様書記述のためのポイントを解説します。

なお、現時点でシステムベンダーの対応状況にばらつきが大きく、対応可能なベンダーが限られる可能性がある項目については、「※本機能は、システムベンダーと、十分コミュニケーションを取り、記載すること」と記載しています。入札等では、資料招請や意見招請を通じて、コミュニケーションを取りつつ、仕様を固めていただきたいと思います。

この章が目指す究極的な目標は、調達仕様書に詳細な仕様を書かなくとも、ここで記載されている仕様の各項目が、いずれ日本の電子カルテシステムの標準機能として搭載されることにあります。その目標の実現には、逆説的ではありますが、本章にある項目がより多くの医療機関によって、調達仕様に記載される必要があります。各医療機関の調達にあたっては、調達システムに求める機能に合わせて、是非とも、積

極的に本章の項目を仕様書に記載していただく
ことを期待します。

1. GS1 標準バーコード／RFID に関する技術仕様および機能仕様

(1) 診療業務で読み取るバーコードの種類に合わせた仕様の記述

　GS1 標準のコードを表示するバーコードを GS1 バーコードと呼び、**第Ⅰ章2) の2**に、医薬品と医療機器で用いられる GS1 バーコードが示されています。一次元の GS1-128 シンボルであれば、ほとんどの機種で読むことが可能です。ただし、その場合でもバーコードリーダー側に、あらかじめ GS1 バーコードを読むための設定をしておく必要があります。それ以外の GS1 データバー合成シンボルや GS1 データマトリックスの場合には、バーコードリーダー機器側がそれぞれの形式に対応している必要があり、かつ機器側において読み取り設定を行う必要があります。

> ■ GS1-128 シンボルを読み込み可能なバーコードリーダーを備えること。また、GS1-128 シンボルを読み込むためのバーコードリーダーの設定を行うこと。

　最近では、医療機器へのバーコード表示に GS1 データマトリックスが用いられることが増えてきています。必要に応じて、以下の記述に置き換えることを推奨します。

> ■ GS1-128 および GS1 データマトリックスを読み込み可能なバーコードリーダーを備えること。また、これらを読み込むための設定を行うこと。

　医薬品に貼付された GS1 バーコードを直接読む運用を想定する場合には、次の項目も追記する必要があります。一般的に病棟で行われている 3 点認証業務では、GS1 バーコードを直接読み取る事例は少なく、以下の記述は必要ありませんが、例えば、点滴の混注時に薬剤を一つ一つ確認する運用の場合には、この項目の記述が必要となります。

> ■ GS1 データバー限定型、GS1 データバー限定型合成シンボル、GS1 データバー二層型、GS1 データバー二層型合成シンボルを読み込み可能なバーコードリーダーを備えること。また、それらを読み込むためのバーコードリーダーの設定を行うこと。

　鋼製器具などに打刻、またはレーザーマーキングされた二次元バーコードを読む場合には、次の項目を追記することが必要です。

> ■ 打刻やレーザーマーキングなど、ダイレクトマーキングされた GS1 データマトリックスを読み込み可能なバーコードリーダーを備えること。また、GS1 データマトリックスを読み込むためのバーコードリーダーの設定を行うこと。

　一方、システム導入と同時に、二次元バーコードの鋼製器具への打刻業務も仕様に含める場合には、次の項目を記載するようにします。

> ■ GS1 ヘルスケアジャパン協議会による「医療機器等へのダイレクトマーキング運用ガイド」に従い、鋼製器具にマーキングを行うこと。

　なお、各種の GS1 標準バーコードに関する技

術的な仕様は、「GS1 General Specifications （GS1 総合仕様書）」を参照するとよいでしょう。また、GS1 ヘルスケアジャパン協議会のウェブサイトでは、GS1 バーコードの表示・利用に関するガイド・資料等も公開されています。

(2) RFID の利活用に関わる仕様の記述

　GS1 標準に対応した RFID（GS1 EPC/RFID 標準仕様書に基づいて書き込まれた RFID）の場合は、GTIN およびシリアル番号が格納され、高速に読み書きができる EPC メモリバンクと、有効期限やロット番号を格納する USER メモリバンクがあります。特に、USER メモリバンクには、Packed Object 形式と呼ばれる特殊な形式で書き込まれており、読み出したデータをそのままでは利用できません。Packed Object からデータを取り出すには、通常は RFID リーダーが接続されたコンピュータ側の専用ソフトウエアで処理する必要があります。2022 年 3 月現在、AMDD 加盟の数社がソースマーキングとして、GS1 標準に対応した RFID を貼付して出荷しています。これらを読み取る装置の仕様は、以下の記述になります。

> ■ GS1 EPC/RFID 標準仕様書に準拠した RFID の EPC メモリバンクを読み取り、GTIN およびシリアル番号を抽出する機能を有すること。

　さらに、有効期限等も読み取る場合は、Packed Object の読み取りには対応していない RFID リーダーが存在するので、以下を必ず追記することが大切です。

> ■ GS1 EPC/RFID 標準仕様書の USER メモリバンクから、Packed Object 形式のデータをデコードし、書き込まれた AI 情報に基づき、必要な情報を取り込む機能を有すること。

(3) GS1 バーコードのハウスマーキングについて

　医療現場で使用する医療資材のうち、小ロットの消耗機材、医療で用いる雑品、一般商品などには、GS1 コードを取得していない物品も存在します。そのような物品に対しては、**第Ⅰ章 2) の 5** にバーコードの用途に応じて、医療機関内で GS1 識別コードを設定し、バーコード表示を行うことで対応する方法があります。また、当該医療機関内でしか取り扱う可能性が無い物品については、病院内でのみ利用できるローカルコードを設定し、バーコード表示を行うことも考えられます。ただし、この場合でも、できるだけ GS1 のルールに則った形式を用いることが望ましいです。ローカルコードの運用については、一般社団法人保健医療福祉情報システム工業会（JAHIS）の「HIS 向け医療材料マスタの提供ガイド」において、GS1 識別コードの体系を踏襲した識別コード（バーコードシンボルや RFID）を付番するルール作りについて提示しています（**第Ⅴ章 1) の 2** を参照）。

> ■ GS1 バーコードが貼付されていない物品に、ローカルコードの設定およびバーコード表示を行う場合は、一般社団法人保健医療福祉情報システム工業会「HIS 向け医療材料マスタの提供ガイド」に準拠した形式で行うこと。

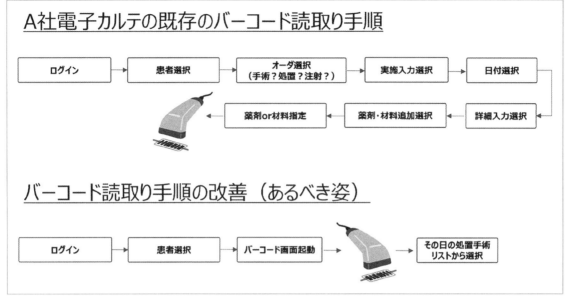

図 1-1　NCGM におけるバーコード読み取り手順の改善

2. 電子カルテシステムでの活用に関わる機能仕様

　医療安全や院内流通の効率化やトレーサビリティの確保、さらには、医事会計の効率化を含む業務の効率化のために、GS1 バーコード／RFID を活用するには、電子カルテシステムをはじめとした院内の情報システムに対応する機能が実装されている必要があります。また、機能が実装されていたとしても、実装方法が医療現場のワークフローに沿っていない場合は、現場では使用されないということも起こり得ます。

　ベンダーの標準機能の電子カルテでは、バーコード読み取り機能が実装されていなかったり、実装されていても、非常に煩雑な操作をしないとバーコードを読み取れないというような事例も見られています。実際、NCGM センター病院において、実装されていた電子カルテのバーコード読み取り機能は、図 1-1 の上段に示すような手順を踏む必要がありました。スーパーマーケットやコンビニエンスストアでは、より簡易な手順で、バーコードの読み取りが可能です。そこで、NCGM センター病院では、図 1-1 下段の手順で読み取れるように改造を行っています。

　このセクションでは、これまでのバーコード、RFID 実装の経験から適切な実装をするための仕様記載のポイントを述べます。そして、最終的には、ここで記載した仕様を日本の電子カルテの標準機能として、あらかじめ実装されていることを目指します。

　一方で、現時点では、電子カルテベンダーや部門も含めたシステムベンダーによって、バーコードや RFID の対応はまちまちな状況です。したがって、実際に仕様書を作成するに当たっては、導入可能性について、システムベンダーとのコミュニケーションを十分に取る必要があります。

(1) 医療従事者にとって使いやすい手順のための仕様

　バーコード登録画面が深い階層に存在することがあるため、利用者がそこにたどり着かない

ことがあります。より容易に、POS レジ並みの利便性を追求すべきです。

> ■ 患者選択後に、簡易な操作により、医薬品、医療材料のバーコード登録画面を起動できること。

　また、医事会計と連携するには、使用した医薬品、医療材料がどの処置や、どの手術に使用したかを登録する必要があります。そのため、多くの電子カルテシステムでは、まず、対象となる処置や手術を選び、そのあと、それに使用した医薬品、医療材料を登録します。しかしながら、多くの場合、医薬品、医療材料登録の対象となる処置や手術は、実施入力日に行った処置や手術です。さらには、使用した材料をもとに、システムが処置や手術を推定することも可能です。したがって、利用者が選ぶのではなく、システム側が使用した医薬品、医療材料に応じた処置や手術を、デフォルト値として提案することも可能であり、その場合は、利用者の負担が大きく軽減されます。

> ■ 処置や手術を事前に選択することなく、医薬品、医療材料のバーコードを患者単位で登録可能なこと。
> ■ バーコード登録後に使用した医薬品、医療材料の内容や組み合わせ、実施日時から、対象となる処置や手術を提示する機能を有すること。

※本機能は、システムベンダーと十分コミュニケーションを取り記載すること。

　電子カルテシステムによっては、薬品と医療材料のマスタが分かれていることを理由に、バーコードを読む前に、利用者側に薬品か医療材料かを選択させる場合があります。本来は、GTIN を読み取れば、それが薬品か医療材料かは、マスタを引いてシステム側で判別できるものであり、そのような負担を利用者に課すべきではありません。

> ■ GS1 バーコードを読み取った時点で、医薬品、医療材料を区別することなく、（電子カルテシステム／院内物流システム／医事会計システム）に登録可能なこと。

※対象となるシステムは、調達システムに合わせて記載すること。

　GTIN、有効期限、ロット番号からなる一つの GS1 バーコードが、表示スペースの都合で、2 段に分けて表示されている場合があります（二段バーコード）。二つのバーコードを続けて読むことで、物品の入力が完了します。その際に、上下のバーコードの読む順序にかかわらず、登録できることが望ましいです。

> ■ 2 段に分かれた GS1 バーコードを、上下いずれの順序で読み込んでも、バーコード記載の情報が正しく登録されること。

　商品によっては、GS1 バーコード以外にも、複数の管理用バーコードが貼付されていることがあります。どのバーコードが GS1 バーコードなのかをわかりやすく表示するメーカー側での工夫が必要なのは言うまでもありませんが、医療現場でのバーコード読み取り時にも、自動的に GS1 バーコードとそれ以外を判別し、GS1 バーコード以外のバーコードは読み飛ばすなど、利用者の負担にならないエラー処理を行うべきです。

- GS1 バーコードとそれ以外のバーコードを自動識別し、必要なコード体系のみ登録できる機能を有すること。
- GS1 バーコード以外のバーコードを読んだ際のエラー処理のプロセスにおいて、利用者の手を止めないような工夫を行うこと。

　医療現場で使用される多くのバーコード登録システムは、読み取ったバーコード情報がマスタに登録されていない場合、エラーとなり、はじくようなシステムとなっています。医療従事者側からすると、実際に使用した医療材料を実施入力しようとしているのであり、それがマスタに登録されているかどうかは、関係ありません。したがって、マスタに登録されていない商品であっても、読み取ったバーコード情報を読み取って記録し、後からマスタを作成あるいは修正、追記するようなシステムを構築すべきです。

- 医薬品、医療材料のバーコードによる実施入力・使用登録を行う際に、バーコード情報が読み取られた場合には、マスタに登録されていなくても、その場で、バーコードデータをシステムに記録する機能を有すること。
- マスタに登録されていない医薬品、医療材料が、システムに実施入力・使用登録された場合、そのリスト作成機能および事後的にマスタ登録する機能を有すること。

※本機能は、システムベンダーと十分コミュニケーションを取り記載すること。

(2) 登録データの管理と活用のための仕様

　医薬品については薬剤部門で、医療材料については物流や契約部門で、GS1 バーコード登録機能が活用されています。その一方で、電子カルテの診療記録に GS1 バーコードを利用して、使用薬剤や使用材料を記載する機能が無いことが多く、記載する機能があっても、ロット番号まで診療記録に記載されないことがほとんどです。生物製剤、特定生物製剤、また、インプラントやクラスⅢ以上の医療機器の製品名とロット番号を、部門システムだけではなく、電子カルテに記録として記載することは、医療安全上も管理上も重要です。

- 特に、重要な医薬品、医療材料については、商品に記載された GS1 バーコードを読み取り、商品名とロット番号等、医療安全上有用な情報について、電子カルテに記載する機能を有すること。
- 記録された商品名、ロット番号等は、検索可能な状態で電子カルテデータベースに格納されること。

(3) 医事会計処理に関係する仕様

　手術・処置に関わる医薬品、特定保険医療材料の医事会計処理は、多くの医療機関では、保険請求シールを台帳等に貼付し、会計にデータ送信を行っています。これは、あらかじめ保険請求できる物品を特定し、その物品に対して保険請求シールをあらかじめ貼付しておく運用です。この運用の場合、院内で保険請求シールをだれかが貼付しなければならないという業務が生じます。仮に SPD 事業者が実施するとしても、SPD 事業者側の委託費にその費用が反映されるでしょう。

　一方で、すでにメーカーが貼付している GS1 バーコードを使用して、手術・処置の実施入力

時にバーコード入力により物品登録を行い、医事会計に連携するシステムも考えられます。この場合、見た目では保険請求可能な物品かそうでない物品かを医療従事者側が瞬時に把握することはできません。したがって、医療従事者側は使用した物品をすべてバーコードで読み込み、システム側で保険請求の可否を振り分ける機能が必要です。また、診療報酬請求上の「まるめ」等の処理もシステムに求められます。

　この方法のメリットは、即時的に使用物品の登録ができるだけではなく、手術で使用した薬品、材料を診療報酬請求の有無にかかわらず把握することができ、手術や処置にかかった医薬品・材料コストの算定が可能になるという点にあります。

> ■ 処置・手術の実施入力時に使用される物品マスタは、診療報酬請求の可不可を識別可能であること。
> ■ 実施入力によって登録された物品のうち診療報酬請求可能なものは、医事会計システムに送信され、会計計算が行われること。

3. 物品マスタに関わる仕様

(1) 電子カルテ内の複数マスタの相互連携

　現代の電子カルテシステムは、オーダエントリシステムから発展する形で構築されています。オーダエントリシステムは、医師の指示（オーダ）を入力（エントリ）するシステムであり、以前の紙カルテの時代は、医師は紙伝票を用いて指示を記載し、看護師や医療従事者はその伝票を見て指示を確認していました。処置を実施し、医薬品や医療材料を使用した場合には、伝票の指示欄にチェックをつけたり、追記を行ったりして、医事会計担当者に送っていました。オーダエントリシステムは、この紙の伝票をコンピュータ入力に置き換えたものです。

　処方オーダ、検査オーダなど、指示毎に（かつての伝票毎に）オーダシステムが開発され、積み上げられてきたため、電子カルテシステムでは、オーダごとにマスタを持っている場合があります。例えば、手術オーダ用の物品マスタと、処置用の物品マスタが別のマスタとして管理されており、物品が採用された場合、複数のマスタに手動で登録する必要があるようなシステムもあります（図1-2）。そのため、マスタによって登録されている物品が異なっていたり、同じ物品であっても登録内容に不整合が生じる場合があります。

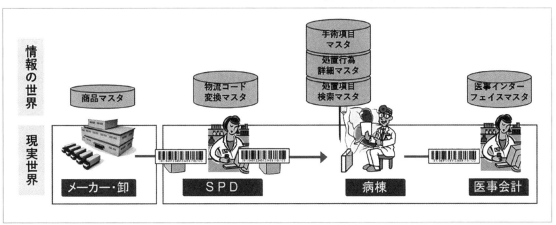

図 1-2　医療機関内にある様々な医療材料関連マスタ

今後導入するシステムは、物品や医薬品マスタを一元的に管理できるシステムとすべきであり、それにより、マスタ登録に関わる職員の負荷の軽減、マスタの不整合の解消を行うことができます。

> ■ 同一医療機関内で、電子カルテシステムおよびオーダエントリシステム、また、密接に連携する部門システムで使用する物品マスタを統一的に管理できること。
> ■ 物品マスタについて、一つのマスタで全体を管理する方式、または複数のマスタで管理する場合でも、一カ所に登録した情報がすべてのマスタに自動的に反映する機能を有すること。
> ■ 医事会計システムとも必要な項目が自動的に連携できること。

※本機能は、システムカルテベンダーと十分コミュニケーションを取り記載すること。

(2) マスタの登録タイミングと有効化

医薬品や医療材料マスタへの物品の登録は、院内で採用が決まった時点で直ちに行うことが一般的です。医療材料の場合、規格が多数にわたるため、一品目の採用に対して、多数の医療材料を登録する必要が生じ、実際にマスタに登録され、システムでオーダや実施が可能になるまでにタイムラグが生じます。そこで、運用面としては、院内採用を決める委員会前に、採用候補については使用不可状態であらかじめマスタに登録しておき、採用が決まった時点で直ちに有効化するという手法もあります。

> ■ 医薬品、医療材料マスタに、各物品の採用開始期限、または有効・無効フラグが設定できること。
> ■ 同一規格品については、一括して有効

> にする機能を有すること。

(3) 標準マスタの採用について

現在、医療材料については MEDIS が標準マスタを提供していますが、日本で使用可能な医療材料が網羅的に完全に登録されている状況ではなく、その普及も進んでいません。このような状況下で、現在、参考資料で紹介した各団体で医療材料標準マスタの検討が進んでいます。今後、これらの取り組みが実を結び、電子カルテで容易に利用可能な標準マスタが開発され、提供される場合には、電子カルテを含めた医療情報システムには、それを採用することが望ましいでしょう。しかしながら、現時点では、本書が採用を強く勧めるマスタが無いため、仕様書の記載例は、掲載しないこととします。

4. トレーサビリティデータ活用のための仕様

GS1 バーコードは、ロット番号やシリアル番号が付加できることが特徴です。これを利用し、納品検収、倉庫への移動、病棟や手術室への配送、患者への使用などの各段階で、GS1 バーコードをロット／シリアル情報を含めて、読み取り登録することができれば、院内での物品の移動やどの患者に使用されたかの把握を容易にできます。

例えば、2021 年度には、医療機器の回収として、クラス I 1 件、クラス II 307 件、クラス III 43 件が行われています。現状では、ディーラーにはどの医療機関にどのロット番号を納品したかの情報はありますが、医療機関内のどの病棟にどのロットがあるのかは把握できません。さらに、どの患者に使用されたかを縦覧的に調査することも現状では不可能か困難です。もし、医療機関内で GS1 バーコードを活用し、各段階で読み取ったデータを蓄積することがで

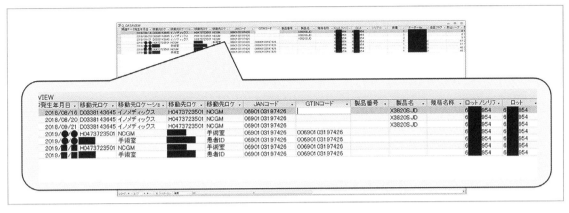

図 1-3　医療材料のトレーサビリティデータ

(医療機器トレーサビリティデータバンク利活用実証事業より)

GTIN 0690103197420 で、ロット番号 6***954 の医療材料が、8 月 16 日、20 日に 1 個ずつ、8 月 21 日に 2 個、イノメディックス社から納品され、●月●日に■■ 手術室で、ID ■■の患者に○○術式で使用されたことがわかる。

きれば、メーカーからディーラー、医療機関をつなぐトレーサビリティが実現され、回収も容易になります（図 1-3）。

　また、単独の医療機関内だけではなく、将来的に医療機関同士で横断的に患者への使用情報を診療情報と組み合わせて把握することができるようになれば、蓄積されたデバイスの使用情報等と診療情報を組み合わせ、医療機器の開発への活用も可能になるでしょう。より現実的な活用方法としては、現在、外科系領域の一部で行われている、使用したインプラント材料の登録を含めたレジストリへの活用が挙げられます。これら研究用のレジストリと連携し、入力支援を行うことで、正確な医療材料の情報を適時に登録できる可能性があります。

■ 院内での物品の移動、使用状況を確認できるデータベース機能を有すること。
■ データベースには、GTIN およびロット番号、シリアル番号、（有効期限）等の GS1 標準バーコードの情報、および移動元と移動先の部署情報、使用した患者 ID 等の項目を設定し、医薬品、医療材料のトレーサビリティを確保すること。

■ データベースは、GTIN、ロット番号またはシリアル番号、有効期限、患者 ID 等で検索できる機能を有すること。
■ 指定した医療機器の特定の期間内の使用状況を CSV 形式、または指定する形式で、一括して出力可能なこと。

※本機能は、システムカルテベンダーと十分コミュニケーションを取り記載すること。

(美代賢吾)

第V章
医療機器流通の
デジタル化の現在

V - 1

先進的な医療機器ディーラー 物流センターの事例

1. 対象業務

　SPD業務においては、医療の安全と労働人口減少による合理化、ならびに医療従事者の皆様への働き方改革に寄与する合理化という、相反するテーマを実現しなければなりません。

　例として、トレービリティは極めて重要な分野です。使用期限管理や、手術室などの症例で使用される医療資源は、いつ、どこで、だれに、どのように使用されたかを明確にすることが必要とされます。手術準備、使用後の補充、発注などの一連のフローが可及的速やかに実施することが必要であり、さらに、情報インフラの整備が急務とされています。

2. 業務における従来の課題

　SPD業務としては、医療資源の棚卸しや、余剰在庫の増加、使用期限切れによる廃棄などを防ぐために、多くの時間を要し、従来手順の見直しや業務効率化が課題となっています。

　近年、医療業界のIT化が進む中、管理手法やシステムの高度化が図られ、最新技術を用いた医療資源の管理を導入する施設も散見されるようになり、今後は、導入コストも安価になることが予想されます。

　SPDという医療資源の管理を行うツールにおいて、労働人口不足に伴う合理化と、トレーサビリティを含めた医療の安全という、相反するテーマの実現が求められているのです。End to Endのサプライチェーンマネジメント（SCM）の実現を目標としたSPD仕組み作りを目指し、「スマートロジスティクスへの挑戦（価値ある物流を未来の医療へ）」をテーマに、小西医療器株式会社（以下、当社）では、SPD業務における様々な課題解決のため、RFID管理によるセンター構想をスタートさせました。

3. システム概要

　院外SPDセンター入荷時に、製造工程（メー

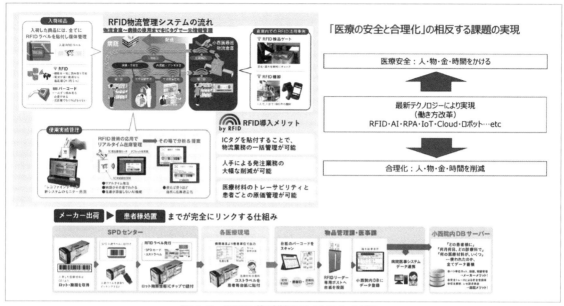

図 1-1　RFID 物流管理システムの流れ

カー）でRFIDを貼付した状況を作り出し、この時点から箱単位での完全な個体管理が開始されます。

RFIDの特性である個体識別と書込みができることを利用します。メーカー出荷〜SPD小分け〜患者使用というように単位が事象ごとに小さくなり、それに伴い貼付するRFIDタグも変化します。個体識別によるデータ連携や、患者使用単位においては、患者コードの書込みが可能であり、トレーサビリティの実現を、最新のIT・マテハン[*1]機器を使用するためのIT技術との組合せによって、実現したのです（図

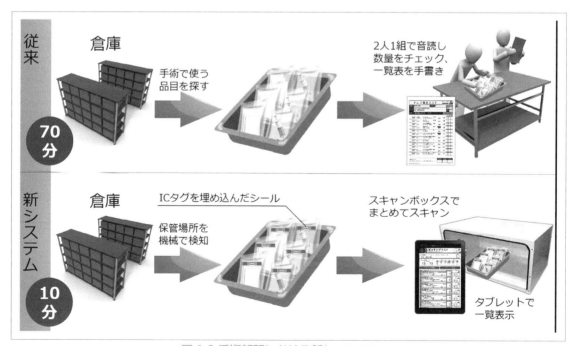

図 1-2 手術部門における新しいシステム

1-1)。

(＊1) マテハン：マテリアル・ハンドリングの略。物流や製造業の現場で使用される言葉で、材料や製品などのモノを運搬する作業一般のことを言う。

図1-2のように、手術部門においては、手術材料管理システムと連携し、RFIDに商品情報・使用期限・製品番号や、患者IDなどの必要情報が登録され、手術準備・事前検品・搬送・使用後回収まで、各タイミングでスキャニングし、使用品集計・分析データへ展開します。

4. システムの効果

このような業務効率化は、「医療従事者の働き方改革」に寄与できるものと考えます。
①病棟・外来を中心とした定数在庫品の管理においては、
・納期や使用頻度、院内在庫をタブレットで即時確認できるペーパーレス化の実現、

・従来の物品請求のためのカードの投函を廃止し、病院職員様の請求作業が軽減し、
・納期確認や定数変更依頼も、部署のタブレットから実施します（**図1-3**）。

②手術部門（患者別セット供給）管理においては、
・期限管理やロット管理を徹底し、患者様までのトレーサビリティを確立し、
・使用材料の記録作業を効率化＆保険請求の漏れを防止できます（**図1-4**）。

5. 導入のための手順・取り組み

当社におけるSPD業務において、改めて医療物流に対し、再認識することから行いました。よく勘違いされているのが「物流」＝「ロジスティクス」という認識です。実はこれは合っているようですが、少し意味内容が異なります。物流とは、英語ではフィジカル・ディストリ

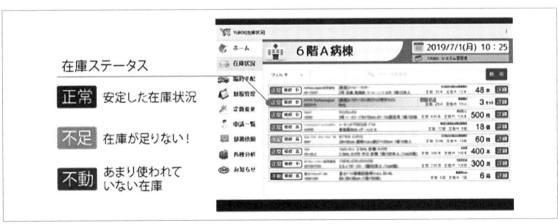

図1-3　定数在庫品の管理

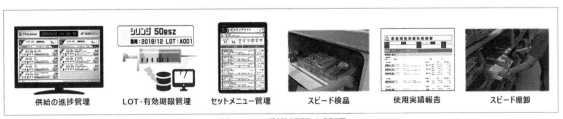

図1-4　手術部門の管理

ビューション（Physical Distribution）です。一般的には、輸送・保管・荷役・包装・流通加工、または、それらに関連する情報の諸機能を総合的に管理する活動のことです。

　一方、ロジスティクスとは、英語ではその名の通り、ロジスティクス（Logistics、兵站学）です。物流の諸機能を高度化し、調達・生産・販売・回収などの分野を統合し、需要と供給との適正化を図るとともに、顧客満足度を向上させることが狙いであり、環境保全や安全対策など社会的課題への対応を目指す戦略的な経営管理としての意味合いがあります。

　つまり、物流は「活動」、ロジスティクスは「経営管理」であると言え、物流はロジスティクスの一部として考えられます。

　SCMとは、原料・包材から消費者に至るまで、すべての購入・調達・移動（物流）・保管・受注出荷、および関連システム管理の全体最適化を図る顧客に対する満足度・顧客に提供する価値が最大となるビジネスモデルを構築するために、サプライヤーからエンドユーザーまでの

すべてのプロセスにおいて「プロセスの業務改革とインテグレーションを行い、物と情報の流れの効率化を図り、卓越したサプライチェーンの構築と運用を行うもの」と定義されます。「医療SCM＝患者様により良い医療を提供するための機能を連動し、最適な運営を行う」と置き換えられると考えます。

　そこで、患者様最優先のSCM実現に向け、当社は動き出しました。

　まず、構想から物流ということにのみには拘らないセンターの開設を実現しました。SPDセンター・物流センターや、ロジスティクスセンターという名称にしなかったのは、物だけにとらわれず、未来に向かっての変革をテーマとした、ソリューション提供を事業として、ロジスティクスはその一部であるという考えに基づいているからです。そのセンターのフロア別の概要図を示します（**図 1-5**）。

　業界初の自動物流設備やRFID技術を駆使した自動在庫管理などを、当社は、様々なメーカーと共同で開発を行い、医療材料供給における新

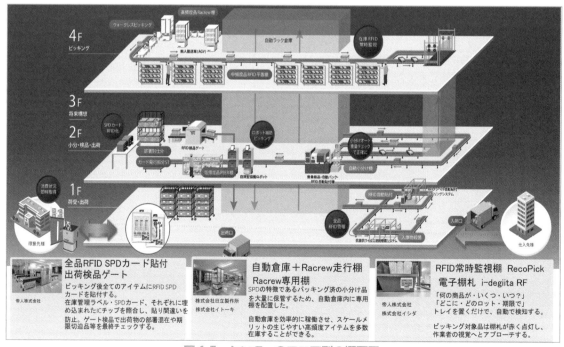

図 1-5　センターのフロア別の概要図

しいソリューションを提案できる環境を整えたのです。

効率性・生産性の向上に加え、使用消耗品と、個々の治療との紐付けによって、これまで難しかった原価管理を含む高度なトレーサビリティを実現し、今後もオープンイノベーションの場として、医療現場の様々な課題を解決することで、継続して進化し、常に医療の未来を支えていく仕組みづくりを目指して行きます。

6. 解決すべき課題

「診療材料単価＋ICタグ（RFIDタグ）価格＝逆ザヤ」的な「物売り発想」では、このソリューションの実現はありえません。ICタグ（RFIDタグ）をバーコードカード（シール）の代用ではなく、安価なメモリストレッジという考えに立ち、仕組みそのものを変革し、一方、事業としては1品1品の「物売り」発想ではなく、事業全体を捉え、最新技術に対応した仕組みを作り、どう事業採算が取れるかの仮説を立て、実行していく「こと（価値）売り」の考え方に立脚し、変革して行くことが今後の課題と考えています。

経済的な面においては、ICタグは1枚10～20円であり、安価な商品に使用するには高すぎるとの認識がありました。しかし、1億枚の生産時には5円にまで価格帯を下がると言われており（響プロジェクト：経済産業省研究開発委託事業）、普及につれ、単価はさらに下落していくことが予想されます。また、在庫管理作業の簡略化、効率化が進めば、システム導入と人件費は3年程度で投資は回収できると言われています。

その一つのヒントが、ICタグをバーコードの代わりとして利用するだけではなく、安価なメモリストレージとして位置付け、仕組みそのものを変革することであり、その結果、事業採算をより早く改善できるという展望です。

人口の減少により人材はさらに不足します。最小の資源で最大限のパフォーマンスを発揮できるIT化の進歩に、大きな期待を託したいと考えます。

さらに、院内外のシステムが整備され、高度化していくことになれば、GLN=Global Location Number：（ISO/IEC-15418規格）のように、医療に関係するすべての情報（手術・入院・外来・在宅）が、1人の患者を中心として展開されるようになります。また、EHR（Electronic Health Record、PHR（Personal Health Record）との連携により、1患者に関するすべての医療資源が結びつく時代が来ることも現実的に考えられます。その際には、人間の処理能力を超えるビッグデータ解析のための人工知能（AI：Artificial Intelligence）の活用は、必須となることでしょう。

最後に

いま企業を動かしている上層部の育ってきた時代は、人は増える・消費は増えるという時代でした。しかし、時代は変わり、人は増えない消費も増えない時代になっています。さらには、原油価格の高騰から製造コスト・物流コストも上昇し、コロナ禍やロシア・ウクライナ問題から世界のSCMが混乱をきたしたことを主な原因として、物価は上昇基調（インフレ）傾向にあります。

一方、医療業界は診療報酬改定の度に診療報酬価格は下がり、逆にデフレ傾向にあります。物価や最低賃金は上がりますが、病院収入が厳しい状況になるということは、当然関連した医療業界全体がますます厳しさを増すと想像されます。

もちろん当社を含め、各企業上層部の方々は、今まで自分たちが歩んできた成功体験を元に、

部下の指導や事業戦略を立てておられるかもしれません。しかし、それでは、これからの世代の方たちの失敗に繋がり、チャレンジ精神を摘んでしまう結果になるかもしれません。将来の貴重な人材には、失敗を恐れず、新たなことにチャレンジすること、失敗は逆に褒めてあげ、そして、なぜ失敗したかを一緒に考え、指導すること、現状をしっかり見つめ、常に情報を収集し、チャレンジ精神を持って、最新のテクノロジーや、新たな仕組みにチャレンジする風土を作ることこそが、他産業から遅れを取ってきた医療業界の共同物流（管理）や、SCM 実現に近づく一歩ではないかと、当社は考えています。

（島田正司）

Ⅴ-2

手術貸し出しの RFID（IC チップ）の活用事例

はじめに

　医療を支えるインフラ機能としての医療機器販売業者の役割は、医療機器を安全かつ安定的に供給し、現在の医療体制を下支えしています。医療機器は使用頻度が少なくても緊急性の高い製品が多く、一定数の在庫を常に確保しておく必要があり、膨大な在庫の管理を日常的に行っています。

　平常時のみならず、災害やパンデミックなどの非常時にも、医療機器の流通が滞ることの無いように、配送体制の強化や供給調整を行っています。

　さらに、医療機器の特徴的機能から、「預託在庫管理」、「短期貸し出し・持込み」、「立会い」、「修理・保守」、「緊急対応」の「適正使用支援業務」に多くの人材と時間を費やしています。緊急症例対応、手技中の不具合などのため、通常営業日だけでなく、休日深夜に至る対応を行っており、これらの対応は医療機器を患者に届ける上で、非常に重要です。

1. 対象業務

(1) 預託在庫管理業務

　医療機関では、使用期限内に使用されなかった医療材料は廃棄処分となります。そのため、本来、医療機関が在庫として所有すべき医療材料のうち、使用頻度が低いもの、高額なもの、緊急を要するものを中心に、医療機器販売業（またはメーカー）が自社資産として、医療機関内に預託在庫として配置し、在庫管理を代行する業務を行っています。

　医療機関が預託商品を使用した時点で、医療機関と販売業者間の売買が成立します。この販売業者による預託在庫管理業務により、医療機器の使用期限切れ廃棄に大きく寄与しています。

　一方、販売業者にとっては医療機関を訪問し、預託在庫の補充や使用期限管理を行うなど、時間と手間が掛かるにもかかわらず、多くは無償で行われているのが実情です。医療機器販売業の持つ在庫の半数近くが預託在庫であり、預託

在庫管理は販売業者の重要な経営課題の1つとなっています。

(2) 短期貸し出し・持込み業務

医療機関が自前の医療機器や医療材料を所有せずに、手術や検査の度に必要となる医療機器や医療材料を販売業者（またはメーカー）に依頼し、その都度、必要医療材料、専用器械を手配・準備し、手術や検査での使用後に引上げ回収を行う業務のことです。医療機関が使用した材料と、貸出料などのサービス代のみ売買が成立しますが、貸出料などの有償化率は100%では無く、有償の場合でも適正な金額とは言えません。

2. 業務における従来の課題・問題点

(1) 整形外科「短期貸し出しシステム」と受注・検品作業の現状

今回、サンメディックス社（以下、当社）の売上の40%占める整形外科分野の「短期貸し出し・持込み」について深堀りします。預託在庫管理業務でも、共通の問題点は多く存在し、

その業務の効率化について説明します。

医療機器の流通において、整形外科・循環器・眼科などは、他の一般商品と異なり、「預託在庫管理」、「短期貸し出し・持込み」と呼ばれる独自の販売形態が存在します。特に、整形外科の「短期貸出」とは、手術ごとに大量の医療材料・専用機器を貸し出し、手術で使用した材料のみを請求し、使用しなかったものは医療機関から回収し、メーカーに返却するシステムのことです。

このシステムは、整形外科手術に用いられる整形材料（骨折症例、人工関節、脊髄・脊椎症例、スポーツ障害など）では一般的に行われている形態で、医療従事者が手術時に患者の状態に応じて様々なサイズから適切なものを選択することができます。医療機関は、大量の医療材料のインプラントや（図2-1）、高額な専用器械を購入する必要がありません（図2-2）。

また、最新の医療器機を早期に使用できるメリットがあります。医療材料・専用器械は高額なため、限られた器械を必要な医療機関にて使用できるシステムではありますが、短期間に多量の材料（図2-1）と、専用器械（図2-2）の貸し出しと返却が繰り返されるため、その度に

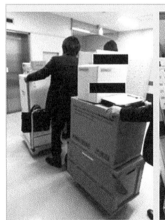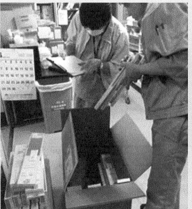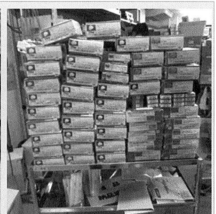

OPE室へインプラントと機器の搬入・確認　　　インプラント

図 2-1

出典：日本医療機器販売業協会業界説明資料

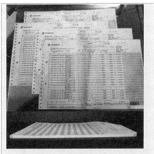
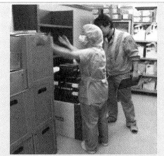
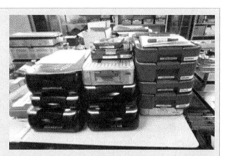

| 貸出伝票 | 貸出伝票をもとにした納品時検品作業 | 手術器械 |

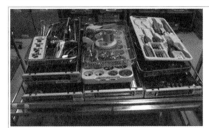
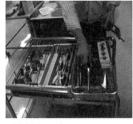
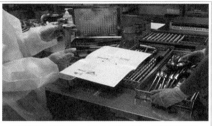

| 使用する手術器械を滅菌用ケースにセット | 手術室のスタッフへ説明後、滅菌依頼 |

図 2-2

出典：日本医療機器販売業協会業界説明資料

検品作業をしなければならず、医療機器販売業者にとって大きな負担となっています。

専用器械の使用順セッティングや、必要・不要器械の選別、使用済みの専用器械の返却のケース詰めも、医療機器販売業者が行っており、その適正使用支援業務の多くは無償で行われています。

医療材料・機器の短期貸出を行う際、最大で

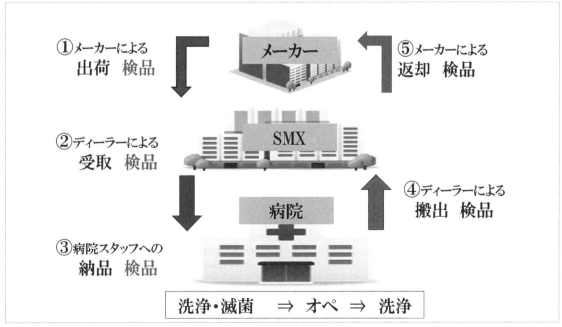

図 2-3　検品作業の流れ

このサイクル中に当社が計3回の検品を行い、メーカーでも2回の検品は1サイクルで行われています。以下に、それぞれの検品作業について説明します（図2-3）。

図の②の検品は、メーカーから当社への貸し出し時の受領検品です。この検品は、各医療機関の近隣運送会社で、早朝に医療材料を受け取り時に行います。専用器械はメーカー資産であり、在庫に余裕が無いことから、医療機器の手術で使用する直前に配送されます。

図の③の検品は、当社がメーカーから借り受けた医療材料・専用器械を、当社の責任で医療機関へ又貸しするための検品です（当社の担当者が医療機関スタッフと一緒に行います）。

図の④の検品は、医療機関から手術終了後に返却された際の検品です。当社の担当者が、医療機関から手術後に返却された手術使用材料を確認します。同時に専用機器の有無と洗浄状態を確認します。

これらの検品の際、その都度のデータ入力作業が煩雑になることがあります。そのため、当社は「預託管理業務」、「短期貸し出し・持込み」、「貸し出しビジネス」を、手術の受注・発注から使用材料確定まで、すべての業務をデータ管理する手術症例管理システム"オーソライズ"を開発し、導入しています。

3. システムの概要

"オーソライズ"は、大きく分けると、3つ機能を持っています。

①手術管理ユニット（すべての手術の予定、内容を可視化）
手術予定管理・過去履歴・病院・先生毎のカスタマー登録・症例毎の件数を管理します。
②検品ユニット
GS1バーコード／RFIDでの検品、メーカー出荷データの管理、売上連携機能を持っています。
③貸し出し管理ユニット
手術で使用する医療材料・機器の発注・自社在庫運用機能です。

タブレット端末とバーコード／RFID、読み取りリーダーを用いて、手術の受注業務や医療材料の検品を実施しており、業務の効率化を図ると共に基幹システムとの連携で、医療機関にて使用分確認検品を行うと同時に売上処理ができるようにしています（図2-4）。

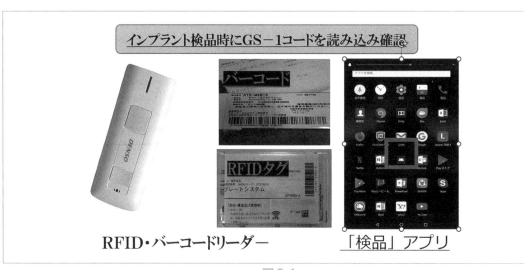

図2-4

基幹システムと連携させることにより、得意先マスタや商品マスタを共有し、定価や償還価格改定時のメンテナンスの手間を省くことができます。価格に関する売上データ情報は、"オーソライズ"には持たせていないので、本システムを同業他社でも、運用できるようにしています（**図 2-5**）。

また、メーカーとリアルタイムでデータ連携する機能を有していますので、営業が手術の受注をしますと、メーカーへの貸し出し出荷依頼が同時にできます。価格に関するメーカーからの事前出荷情報も連携され、検品作業時のデータ入力が不要となります（現在は、一部の医療機器メーカーと実施しています）。

このシステムの導入により、発注作業での人為的ミスの抑制はもとより、発注内容（症例別件数や受注件数）、問い合わせ事項を管理し、より効率的な運用が可能となりました。

さらに、システム導入にあたって、電子タグ（RFID）の本格導入も大きな特徴です。電子タグはそれぞれのタグにシリアル番号が振られており、一括で複数のタグを読み込んでも二重読み取りの可能性が極めて少ないタグです。その

ため、大量の医療機器を納品する際にも、複数の商品をひとまとめにして、RFID リーダーをかざすだけで、商品コードなどが瞬時にデータ化されます。

現在、電子タグは AMDD（一般社団法人米国医療機器・IVD 工業会）の推奨方式で、外資3メーカーにおいて整形外科医療材料に貼付されており、当社が取り扱う整形インプラント材料全体の約43%で運用しています。

医療機関からの引き上げ検品の際に電子タグを読み取ると、オーソライズ機能の基幹システムとの連携で、売上げデータを再入力することなく、基幹システムに取り込まれるので、売上処理業務が飛躍的に簡略化しました。

4. システムの導入効果

①オーダーすれば、一連の作業は自動的に進み、手術の予定に合わせて医療材料を用意します。

②検品作業の時間短縮、リストと RFID では90%以上の時間が短縮されます。

③基幹システム連動により、売上処理業務の大

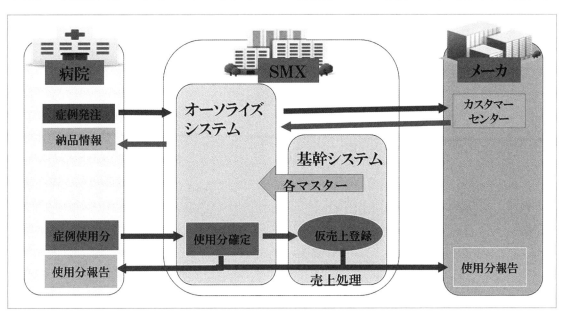

図 2-5

幅な時間短縮が図られます。

④システムのダウンロード機能により、会社外でもコンビニなどで各資料の印刷が可能です。

⑤担当病院、先生毎の症例数の把握が容易です。

⑥すべての症例履歴が取れるので、抜去や再手術の対応が容易となります。

⑦先生毎の特別な仕様も登録可能なため、先生の勤務先変更でも打合せの必要がありません。

⑧データ共有により、属人化の解消と担当変更が容易です。

⑨担当者の急な病気、怪我でも対応が可能です。

ただし、"オーソライズ"は、医療機器販売業の対応を中心としたシステムのため、病院側のメリットはあまり多くはあるとは言い切れませんが、以下のような医療機関側にとってのメリットがあります。

①医療機関スタッフと手術前納品検品をしている場合は、オーダーから搬入まで同一のデータで運用しているので、付け合わせ検品が不要です（その際、医療機関の理解が必要です）。

②手術使用分の間違いや、ロットや有効期限の記載漏れが無く、病院に受け入れ体制があれば、即時の使用分報告が可能です。

③必要であれば、医事保険課情報も報告できます。

④過去履歴や使用材料などの問合せ対応が早くできます。

5. 導入の手順・取り組み

他社の導入に関して、当社はシステムの権利を主張いたしません。開発ベンダーが提供する本システムに、現在の業務に合わせるか、システムに合わせて業務フローを変更するかは検討

いただきます。読み取り機器に関しても、保持している情報は提供いたします。

①社内での普及には、会社全体の取り組む姿勢が必要です。

②業務の変化、問題点の解消箇所、有効性を明確に見せ、周知する強い営業リーダーが必要となります。

③変化に対応できる若手を拠点毎に作り、行き詰まりをリアルに解消させます。

6. 解決すべき課題

問題点1（サンメディックス内での使用率）

導入後3年が経過していますが、当社内で手術オーダーの使用率は93％、売上連携率は75％に留まっています。

大きな理由として、以下が挙げられます。

①部分運用だったため、二重業務を強要させられた。

②機能利便性を享受できずに、機能を一部しか使っていない。

③整形材料に未滅菌商品がまだあり、簡易使用が難しい（未滅菌商品のバーコード一覧作成機能は登録が必要で時間が掛かる）。

④地域、担当者が存在するため、システムの業務フローに対応しにくい。

問題点2（メーカーのRFID貼付率の低さ）

貸出業務のため、販売業者により、RFIDの中間タギングができていません。

電子タグは、AMDDの推奨方式で、外資4メーカーの貼付に留まり、整形外科に関しては3メーカーとなり、国産メーカーは皆無の状況です。

7. 医療機器流通の効率化

当社では、業界の医療機器物流情報プラット

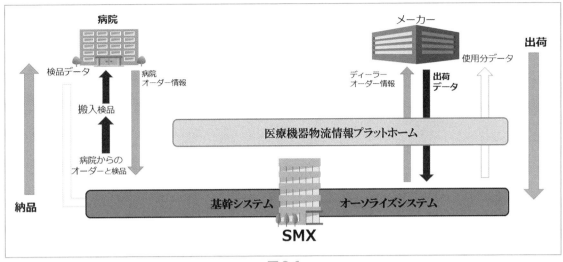

図 2-6

フォーム構想、医療機器流通インフラ基盤の標準化に取り組んでいます（日本医療機器販売業協会で協力中）。

　この構想が実現することで、メーカーとディーラーが個社連携ではなく、データプラットフォームを介して、複数のメーカー、複数のディーラーが、入出荷データをやり取りすることが可能になります。手始めに整形外科インプラント材料に貼付されている RFID〔GS1 タグ標準（EPC Tag Data Standard）〕を活用するため、"オーソライズ"の機能が大きく活躍すると期待するとともに、引き続き、業界内での"オーソライズ"の認知度を高める活動を継続し、RFID の利用普及に努めるなど、医療 DX・物流 DX を推進していきたいと考えています（図 2-6）。

8. 今後のシステム改修

　医師が開発した、手術オーダーアプリと連携についても検討中です。ドクター、ディーラー、メーカーの三者間で、スピーディーで正確な情報共有が可能になることから、さらなる業務効率化に有効なシステム連携であると考えていま

す。循環器・眼科関連の成熟と他課対応を目指します。

　医療機器販売業者は、日本の医療機器サプライチェーンの真ん中で、継続的に安心・安全を届けています。少子高齢化、人手不足の時代において、ますます"オーソライズ"システムを発展させ、医療材料の安定供給、安心・安全を提供するシステム構築を目指したいと考えています。

（国分雅広）

参考資料
業界団体における取り組み

参考資料 - 1

医機連における
標準バーコード運用への
取り組み

日本医療機器産業連合会

1. 日本医療機器産業連合会の紹介

　一般社団法人 日本医療機器産業連合会（医機連）は、医療機器、医療材料等の開発、生産、流通に携わる医療機器関係の 20 団体（傘下企業、約 4,300 社）、および当連合会の目的に賛同された賛助会員（約 160 社）、および特別会員で構成された団体です。

　各医療機器関係団体の主体性を尊重しつつ、内外の共通問題等についての調査・研究を行い、その対策を講じ、業界の公正な意見をとりまとめ、提言を行うなど、医療機器・医療技術のイノベーションと安定供給を通じて、日本をはじめとして世界に優れた医療機器テクノロジーを提供し、もって国民福祉の向上と医療機器産業の発展に寄与することを目的としております。

《正会員一覧（20 団体）》
電子情報技術産業協会（JEITA）
日本医用光学機器工業会（日医光）
日本医療機器協会（日医機協）
日本医療機器工業会（日医工）
日本医療機器テクノロジー協会（MTJAPAN）
日本医療機器ネットワーク協会（@ MD-Net）
日本医療機器販売業協会（医器販協）
日本医療用縫合糸協会（日縫協）
日本衛生材料工業連合会（日衛連）
日本日本画像医療システム工業会（JIRA）
日本眼科医療機器協会（眼医器協）
日本コンタクトレンズ協会（CL 協会）
日本コンドーム工業会（コンドーム工）
日本歯科商工協会（歯科商工）
日本分析機器工業会（分析工）
日本ホームヘルス機器協会（ホームヘルス）
日本補聴器工業会（日補工）
日本補聴器販売店協会（JHIDA）
日本理学療法機器工業会（日理機工）
日本臨床検査薬協会（臨薬協）

2. 活動体制

　医機連において、バーコード表示に関す

る事項については、主に UDI 委員会が担当しております。UDI とは Unique Device Identification（機器固有識別）の略であり、UDI 委員会では、UDI に関わる国内法規制、GS1 ルール、海外規制動向、医療機器データベースの精度向上と利用促進などについて、その周知と運用整理を諮り、加盟団体へ情報提供することで、業界として UDI が有効活用されるようにすることを目的として活動しております。

医機連加盟団体から選出された委員をもって構成し、傘下に海外 UDI 規制分科会、UDI 運用分科会を設置し、海外 UDI 規制の動向収集、バーコードやデータベースに関わる課題解決・標準運用の周知に向けた活動を行っています。

3. 業界における標準バーコード表示への取り組み

医機連では、1999 年の「医療材料 UCC/EAN128 バーコード標準化ガイドライン」の発行（当時は旧名称「日本医療機器関係団体協議会（日医機協）」として

発行）以来、現在の「UDI 運用マニュアル（2017 年版）」に至るまで、何回かの改版を重ね、また、医機連が主催する UDI セミナー等を通じて傘下企業へ、バーコード表示の標準運用の周知を図ってまいりました。

しかしながら、傘下企業である卸販売業者より、様々な事情により、バーコードを十分に利活用できないといったシーンが発生している情報を受けており、医機連としても、これらの改善に向けた取り組みを行っております。

2020 年度においては、コロナ禍により例年

《周知連絡文》

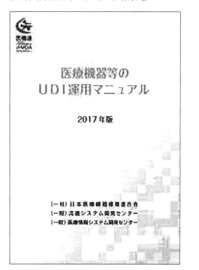

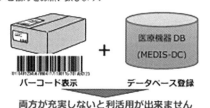

《不備事例の説明（抜粋）》

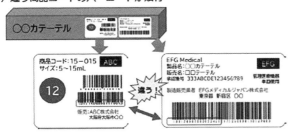

（別紙：医療機器等のバーコード表示及び医療機器データベースへの登録の重要性について）

【参考資料】バーコード表示の不備事例

以下のようなバーコード表示が、自社の製品に成されていないか、改めてご確認いただき、もしも該当するものがあった場合は、是正頂きますようお願い申し上げます。

医機連　ＵＤＩ委員会

1. 2種類のGS1-128バーコードが表示されている

（1）違う商品コードのバーコードが貼付

不要なバーコードが読めないような工夫を行ってください

（2）製造日が有りと無しのバーコードが貼付

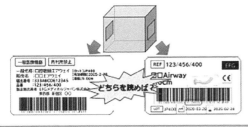

不要なバーコードが読めないような工夫を行ってください

行っていた集合形式のUDIセミナー開催が困難であったことから、バーコード不備の事例を改めて整理し、「医療機器等のバーコード表示及び医療機器データベースへの登録の重要性について」と表し、不備事例をまとめたものと合わせ、会員団体を通じ、傘下企業にバーコード表示の確認と是正を周知しました。

2021年度においては、全体周知より一歩踏み込み、UDI委員会の下で活動するUDI運用分科会において、卸販売業者の会員団体である医器販協の会員企業において、流通シーンで生じたバーコードが読み込めないといった事象に

つき、個別にその内容を確認した上で、加盟団体を通じて該当する企業にその状況をお知らせし、表示改善への協力を依頼する運用を開始いたしました。

2022年12月より、包装等へのバーコード表示について法施行されたのを受け、医療機器については原則、QMS省令に基づく苦情処理としての個別対応とし、医療用消耗材料（雑品）については継続して、バーコード表示の普及に努めています。

4. 導入状況または普及状況

医機連は、医療機器等へのバーコード表示の推進状況について、厚生労働省医政局が行っている「医療機器等における情報化進捗状況調査」に協力しており、最新の公表値（2021年9月13日プレスリリース）では、以下の通りとなっております。

調査開始の2002年当時の状況では、医療機器へのバーコード表示は50.4％という状況でしたが、2020年9月時点では、販売包装単位で97.2％の医療機器にバーコード表示が成されています。

しかし、バーコード表示だけでは、それは数字の羅列でしかありません。バーコードに紐づく医療機器の情報（販売名、入数等）があって初めて、バーコードが意味を成します。医機連では、バーコード表示と合わせて、データベースへの登録も推進しております。

左図はデータベース登録内容をご紹介する一例です（MEDIS-DC：医療機器データベー

医療機器等の種類	JANコード 取得割合	データベース 登録割合	バーコード表示割合		
			販売(包装)単位	個装(最小包装)単位	〈参考〉本体直接表示
特定保険医療材料（＊A）	100.0% (100.0%)	97.7% (96.7%)	98.9% (97.7%)	97.0% (95.7%)	―
高度管理医療機器等	99.4% (99.5%)	75.8% (84.2%)	98.0% (97.6%)	73.4% (81.1%)	―
特定保守管理医療機器（＊B)	97.7% (96.5%)	78.1% (78.3%)	95.0% (93.6%)	78.7% (81.4%)	24.2% (35.2%)
うち設置管理医療機器	96.4% (92.7%)	62.7% (63.5%)	―	―	11.6% (33.0%)
高度管理医療機器（＊A＊B除く）	99.8% (100.0%)	75.2% (85.1%)	98.6% (98.1%)	72.3% (81.1%)	―
高度管理医療機器等のうち個装(最小包装) 単位で任意表示のものを除外した場合	―	―	―	77.0% (86.8%)	
その他の医療機器	98.9% (98.8%)	88.4% (81.7%)	95.9% (94.2%)	86.7% (87.7%)	―
高度管理医療機器等のうち個装(最小包装) 単位で任意表示のものを除外した場合	―	―	―	90.1% (95.7%)	
医療機器計	99.4% (99.3%)	89.9% (86.7%)	97.2% (95.8%)	88.5% (88.9%)	―
消耗材料	97.3% (97.3%)	75.2% (61.6%)	88.5% (82.1%)	―	
「医療機器＋消耗材料」計	99.1% (99.0%)	87.9% (83.7%)	96.0% (94.2%)	―	
体外診断用医薬品	99.1% (99.8%)	74.0% (66.7%)	99.9% (99.8%)	99.7% (99.6%)	―

医療機器等の種類	JANコード 取得割合	データベース 登録割合	バーコード表示割合		
			販売(包装)単位	個装(最小包装)単位	〈参考〉本体直接表示
医療機器全体	99.4% (99.3%)	89.9% (99.3%)	97.2% (95.8%)	88.5% (88.9%)	―
消耗材料	97.3% (97.3%)	75.2% (61.6%)	88.5% (82.1%)	―	
体外診断用医薬品	99.1% (99.8%)	74.0% (66.7%)	99.9% (99.8%)	99.7% (99.6%)	―

（　）は前回調査結果（令和元年9月末時点）

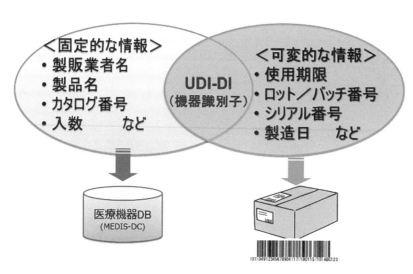

スより）。

　当該医療機器の品名やカタログNo.といった個体識別情報に加え、償還価格やバーコードが示す入数情報が登録されており、これとバーコード情報を合わせることで、バーコードを読み込んだ品目の品名や入数などの情報を取得することができます。

　例示紹介した、一般社

団法人医療情報システム開発センター（MEDIS-DC）が管理運営する「医療機器データベース」（https://www.kikidb.jp/）には 2021 年 10 月 25 日現在、1,177,849 アイテムの医療機器等の情報が登録されています。これも 2002 年当時の登録率は 35.4％でしたが、2020 年 9 月時点では 89.9％の登録となっております（前表の「データベース登録割合」の項を参照）。

5. 医療機関での活用に向けた期待

　医機連では、20 年来にわたり、業界ルールと行政通知を基に、標準バーコード表示の周知をしてまいりました。前述のとおり、厚生労働省が公表する 2020 年 9 月末時点の「医療機器等における情報化進捗状況調査」の結果では、医療機器全体の販売包装単位のバーコード表示率は 97.2％（個装で 88.5％）となっております。

産業界においては、これを主に流通管理に活用しているところです。医療機関等における利活用状況は、急性期病院等においては院内物流などでの利活用が進んでいると認識しておりますが、医療機関全体でいうと、未だその利活用状況は道半ばと捉えております。

　バーコード表示については、現在、次の薬機法改正にて初めて法制化され、2021 年 8 月には注意事項等情報（電子添文）のアクセスコードとして、また、2022 年 12 月にはトレーサビリティでの活用を目的とした包装等へのバーコード表示についても法施行されました。

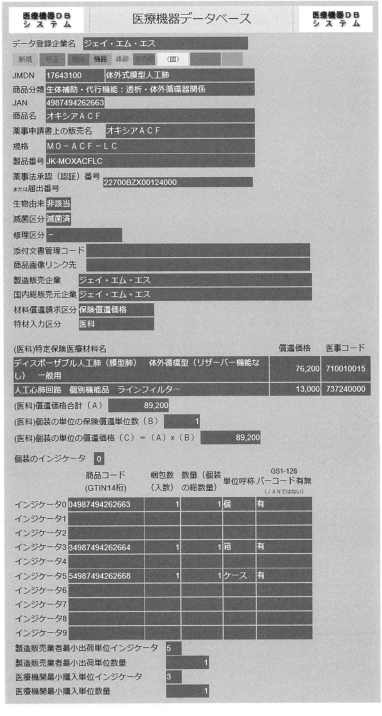

❷ 医療機器、医療材料、医薬品のバーコード利用システムの状況

システムの利用状況は、医療機器で22%、医療材料で39%、医薬品で45%であり、全く利用していないのは40%であった。医療材料は院内の物流管理で、医薬品は薬剤部の医薬管理でシステム化が進んでいることを示す結果とも言える。

医療機器や医療材料、医薬品のためにバーコードを利用するシステムの導入状況について質問した。回答全体では、約60%の病院が医療機器管理システムや物品管理システム、調剤監査システム等のいずれかのシステムをすでに使っていると回答した。

病院の形態別の利用状況については、認知度の設問と同様の傾向があり、高度急性期病院、急性期病院でシステム保有割合は高かった。また、これは電子カルテシステムの保有傾向とも一致していた。

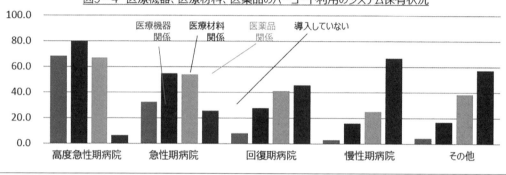

図5-4　医療機器、医療材料、医薬品のバーコード利用のシステム保有状況

出典：医療現場におけるUDI利活用推進事業報告書（2019年3月）
https://www.mhlw.go.jp/content/11125000/000528017.pdf

2022年12月施行となった内容については、商品コードだけではなく、バーコードに使用期限や製造番号などの可変情報も含まれます。医療機器産業界としては、より多くの医療機関においてバーコード情報を利活用いただき、産業界とともにさらなる医療安全と、効率化が実現することを期待しています。

（一社）日本医療機器産業連合会（医機連）
〒162-0822　東京都新宿区下宮比町3-2
　　　　　飯田橋スクエアビル8階
URL：http://www.jfmda.gr.jp
　　　（日本医療機器産業連合会
　　　　　：大畑卓也）

薬機法に遵守した医療機器のトレーサビリティを目指して 〜GS1 標準コードの活用〜

日本医療機器テクノロジー協会

1. 日本医療機器テクノロジー協会（MTJAPAN）の設立経緯と紹介

　一般社団法人 日本医療機器テクノロジー協会は、1967 年当時の主製品であった注射器具、輸血・輸液セット、血液バッグなど、プラスチック製品等の医療機器メーカー 14 社によって、「医療用プラスチック懇談会」として設立されました。血液透析療法の開発・普及により、中空糸型透析器等製品などが拡大したことにより、1980 年に「日本医療用プラスチック協会」と改称し、その後、人工関節、セラミック人工骨等を扱う会員が増え、1990 年に「日本医療器材協会」と改称しました。

　1979 年には、人工臓器の学術的な要請に応えて、研究開発に努めることを目標に、「日本人工臓器工業協会」が設立され、両団体ともそれぞれの活動で成果をあげました。しかし、近年の医療機器業界を取り巻く環境の変化に伴い、医療業界として広い視点で対応する必要から 2000 年 11 月 17 日に、日本医療器材協会と、日本人工臓器工業協会が合併して、会員数が 200 社（2021 年 12 月現在、会員数 300 社）を超え、会員の総売上高が約 1 兆円となる「日本医療器材工業会」（医器工）が誕生しました。

　さらに、政府の日本再興戦略において、日本経済の牽引役として、医療機器産業には大きな期待が寄せられ、医器工は社会的使命と責任をより明確にするために、2013 年 10 月 1 日付で、新たに「一般社団法人日本医療機器テクノロジー協会」として発足したのです。

　会員会社が扱う製品は、基本的な医療機器である輸血・輸液器具類をはじめとし、人工腎臓、人工心肺、血液浄化器、人工心臓弁、血管カテーテル類、人工関節、創傷被覆材、脳血管手術用材料、神経刺激装置、人工内耳、組織補強材、止血材、人工血管、およびステントグラフト、人工乳房等の器具・材料、並びに在宅医療用としての腹膜透析関連製品や、在宅酸素療法機器など多岐にわたっており、共通の課題解決や関

連団体との提言を検討する 15 の委員会と製品分野で構成される 12 部会で活動しています。

ビジョンは、「本会は、安全でかつより革新的な医療機器テクノロジーを速やかに提供することにより、日本をはじめ、世界の医療の質の向上と日本の医療機器テクノロジー産業の振興に貢献する。」です。

医療機器国内出荷金額の概要を示します（MTJAPAN 統計資料 2021 年版より）。

■ MTJAPAN の国内出荷金額の合計は、1兆 7,579 億円です（特定保険医療材料 9,844 億円を含む）

■ MTJAPAN 範疇製品国内出荷金額合計は、国内医療機器市場（約 40 兆円）の 44％に

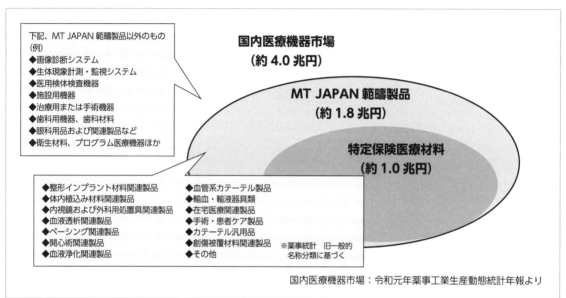

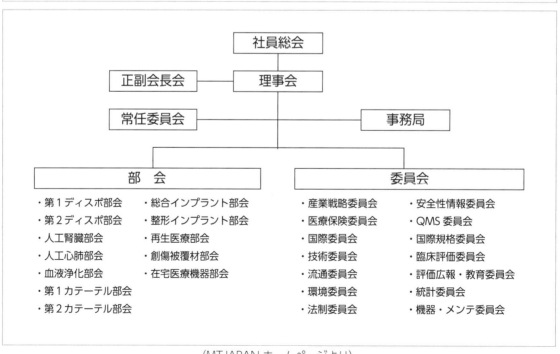

（MTJAPAN ホームページより）

相当します。

2. 業界における GS1 バーコード／ RFID、UDI の取り組みの現状

2001 年 12 月、厚生労働省は、「保健医療分野の情報化に向けてのグランドデザイン」を公表し、医療の将来像を踏まえた医療の課題と情報化として、医療情報システム構築のための戦略を推進していくこととしました。2002 年 4 月には、厚生労働省医療安全対策検討会議において、「医療安全推進総合対策（医療事故を未然に防止するために）」が策定され、医療機器における取り組みの中で医療用具情報の提供、活用について、バーコードによるチェックが医療安全確保のため、さらなる普及推進する必要があると提言され、2003 年 3 月の厚生労働省「医療機器産業ビジョン」アクションプランにおいて、医療機器データベースの整備と、医療安全に寄与する IT 機器の開発、バーコードの利活用などが要請されました。

一方、医療機器業界の情報化に関しては、日本医療機器産業連合会（以下、医機連）の前身である日本医療機器関係団体協議会情報化検討委員会が、1999 年 3 月に、医療材料に関

年月日	内 容
1999 年 3 月	医機連「医療機器 商品コード UCC/EAN128 標準化ガイドライン」策定
2000 年 12 月	MEDIS-DC「医療機器のデータベースシステム」構築スタート
2001 年 12 月	厚労省「保健医療分野の情報化に向けてのグランドデザイン」策定＆公表
2001 年 6 月	内閣府「e-Japan 戦略」公表
2002 年 4 月	厚労省「医療安全推進総合対策」策定
2002 年 7 月	医機連「医療材料個装ガイドライン」策定
2002 年 8 月	厚労省「医療安全推進総合対策への取り組みの推進について」発出
2002 年 10 月	厚労省「医療機器等における情報化推進状況調査」スタート
2003 年 3 月	厚労省「医療機器産業ビジョン」公表
2003 年 7 月	内閣府「e-Japan Ⅱ戦略」公表
2003 年 12 月	厚労省「医療事故対策緊急アピール」公表
2004 年 2 月	厚労省「医療用具保険適用希望書」に JAN コード記載
2005 年 6 月	厚労省「医療安全対策 WG」の報告書まとまる
2005 年 9 月	医機連「医療機器（機械）表示標準化ガイドライン」策定
2006 年 12 月	医機連「標準化ガイドライン第 5 版 追補版」策定
2007 年 4 月	厚労省「医療安全推進総合対策」策定
2007 年 6 月	内閣府「規制改革推進のための 3 ヵ年計画」公表
2008 年 3 月	厚労省「医療機器等へのバーコード表示の実施について」通知発出
2008 年 9 月	厚労省「新医療機器・医療技術産業ビジョン」公表
2014 年 3 月	厚労省「健康・医療・介護分野における ICT 化の推進について」通知発出
2021 年 8 月	厚労省「医薬品、医療機器等の品質、有効性および安全性の確保等に関する法律」改正

バーコード等標準化に関連した厚生労働省等との連携経緯

（略称）医機連：（一社）日本医療機器産業連合会、MEDIS-DC：：（財）医療情報システム開発センター

する初めての標準化ガイドラインを決定して、「医療材料商品コード・UCC/EAN-128（現在のGS1-128）標準化ガイドライン」を発刊しました。その後、2007年6月の規制改革会議「規制改革推進のための3カ年計画」において、医療材料への標準コード付与を整備推進することが閣議決定されたことを受け、同年3月には厚生労働省医政局経済課通知「医療機器等へのバーコード表示の実施について」（平成20年3月28日、医政経発第0328001号）が発出されました。医機連でも「医療機器等への標準コード運用マニュアル」を発刊し、標準化されたGS1バーコード体系を医療現場に普及するよう講習会を開催してきました。

また、様々な分野で注目をあびている電子タグ（RFID）に関しては、医療機器業界でも2005年度の経済産業省が公募し、日本病院薬剤師会が申請採択された「医薬品業界電子タグ実証実験」の中で、電子タグ関連機器から生じる電波が、医療機器等に与える影響について、輸液ポンプとシリンジポンプについての実証実験に参加、協力しました。多種多様な医療機器に対応するためにはGS1-128バーコードシンボルだけでは限界もあり、使用目的や使用場所などに応じたデータキャリアの選択が必要としています。

近年では2019年、内閣総理大臣を議長とした総合科学技術・イノベーション会議の公募において、株式会社日通総合研究所のスマート物流サービス「医薬品医療機器器等」プロトタイプのデータ基盤構築および実証実験が採択され、府省連携による産学官連携（MTJAPAN、AMMD、日本医療機器販売業協会、GS1Japan、国立国際医療研究センターなど）の横断的な組織で、実証実験がスタートしました。RFIDの活用を基盤としたプラットフォームの開発・構築によって、メーカー⇔ディラー⇔医療機関における流通や、物流関係の情報の標準化・集約化を進め、①医療安全面の向上、②生産や流通の高度化、③事務処理や検品、包装、検収などの実作業効率化を目指しています。

3. MTJAPANの活動体制と活動計画

流通委員会のミッションは、「流通の効率化およびトレーサビリティ確保に関する調査研究を行い、国内外UDI制度への対応、ICT利活用の推進等について関係団体とも連携して取り組む」とし、国内企業、外資系企業含め22社28名（理事含め）で定期的に会議を開催しています。また、医機連UDI委員会、関連分科会、WGに当委員会から委員長、副委員長含め8名が積極的に参加しています。

2021年度活動計画
1) バーコード表示義務化ならびにデータベース登録推進への対応
   - 法制化情報収集と会員への周知活動
   - データベース登録の課題抽出とその対応策検討
   - 添付文書の電子化に伴うアクセスコードとの連携確認。関係委員会、関係業界団体との協働
2) 国内外のUDI制度への対応
   - 薬機法改正や海外規制等の横断的課題について動向把握と情報発信を連携して進める。
   - GS1ヘルスケア協議会等関連団体と協働しUDI利活用を推進する。
3) ICT利活用の推進
   - 課題抽出を行い対策検討と実施を進める。
   - EDIについて@MD-Netとの協議等により推進を図る。
4) 医療機器流通特有課題への対応

■ 委員会内に課題対応小委員会を設置し主要課題活動を行う。

■ SIP、厚生労働科学研究「医療機関における医療安全および業務効率化に資する医薬品・医療機器のトレーサビリティ確立に向けた研究」（美代班）会議への対応は WG を作り対応する。

4. 導入状況または普及状況

冒頭の「MTJAPAN の設立経緯と紹介」に記載した通り、当団体の取り扱う医療機器は多種多様で、医療機器メーカーもおよそ 300 社が加盟しています。バーコード等標準化への取り組みついては、世界に先駆け日本の医療機器業界が主体となって 1999 年より進めてきた経緯があります。今年で 23 年目となります。2002年から実施された「医療機器等における情報化推進状況調査」で振り返ってみると、スタート当初の JAN コード取得割合は 62.7％、MEDIS-DC データベース登録件数 35.4％、バーコード表示率は 50.4％で、積極的に活用できる状況ではなく、主な使用者である医療機関、並びに医療機器販売業者等から様々な要望をいただき、今日まで業界が一丸となって取り組んできた結果、直近では医療機器全体の JAN コード取得割合が 99.4％となっています（詳細は医機連の紹介ページ参照）。

5. 薬機法改定

2021 年 8 月 1 日から施行された改正薬機法第 68 条の 2 の 2 において、「医薬品、医療機器又は再生医療等製品の製造販売業者は、厚生労働省令で定めるところにより、当該医薬品、医療機器若しくは再生医療等製品を購入し、借り受け、若しくは譲り受け、又は医療機器プログラムを電気的回線を通じて提供を受けようとす

る者に対し、前条第 2 項に規定する注意事項等情報の提供を行うために必要な体制を整備しなければならない。」と定めています。

製造販売業者は、クラス I 〜 III のすべての医療機器の注意事項等情報を PMDA ホームページで公表することが義務となります。また、（容器等への符号等の記載）第 63 号の 2 において「医療機器は、その容器又は被包に、電子情報処理組織を使用する方法その他の情報通信の技術を使用する方法であって厚生労働省令で定めるものにより、第 68 条の 2 第 1 項の規定により公表された同条第 2 項に規定する注意事項等情報を入手するために必要な番号、記号その他の符号が記載されていなければならない。ただし、厚生労働省令で別段の定めをしたときは、この限りでない」とされました。

この改正により、医療機器に貼付されたバーコードを読み込むことで、添付文書、注意事項情報などを用意に入手することができます。

・2021 年 8 月 1 日から医療機器クラス I 〜 IV の添付文書が PMDA ホームページに掲載
・2022 年 11 月 30 日（12 月 1 日施行）までに医療機器の容器又は被包に、GS1 コードを記載
・2023 年 7 月 31 日までに PMDA に掲載された添付文書は GS1 コード（GTIN）と紐付け

6. 医療機関での活用に向けた期待

薬機法改正により、2022 年 12 月 1 日からすべての医療機器に GS1 コードが表示（貼付）され、電子化された添付文書等の使用および取扱い上の必要な注意等の事項（注意事項等情報）等と紐付けされることで多くのメリットがあります。

例えば、医薬品・医療機器総合機構に報告された 2018 年度医療機器の自主回収 407 件、日

本医療機能評価機構に報告された 2018 年 1 月〜 12 月の医療事故情報は 4,565 件です。企業が行う自主回収の内訳は、最も重篤なクラス I：3 件、クラス II：386 件、クラス III：18 件で単純計算では、一日 1 件以上の報告が行われていることになり、自動認識技術を活用した仕組み（トレーサビリティ）を利用する医療機関も増えています。

　医療機器業界ではすでに物流の効率化を目的に、2000 年頃から医療機器製造業者と製造販売業者と販売業者で GS1-128 シンボルが活用されています。これからは医療機器を取り扱う企業と医療機関、医療機器と添付文書等データ、医療機器と医薬品、患者と医療機関など自動認識技術により「つなぐ」仕組みが構築されることで、医療のトレーサビリティが確保され、医療の安全と安心がますます確保されていくと信じています。

　最後に、GS1 ヘルスケアジャパン協議会でも「使おう GS1 バーコード、語ろう医療の未来〜データに裏付けされた合理的で現場のスタッフにも優しい医療の提供を目指して〜」と、オープンセミナー 2022 のテーマを決定して、積極的に利活用を推進しています。

（一社）日本医療機器テクノロジー協会（MTJAPAN）
〒 102-0083　東京都千代田区麹町 3 丁目 10 番地 3 号　神浦麹町ビル 3 階

（日本医療機器テクノロジー協会：原山秀一）

■文　献

1) 一般社団法人日本医療機器テクノロジー協会：MTJAPAN 医療機器統計資料 2021 年度版
2) 一般社団法人日本医療機器産業連合会、（財）流通システム開発センター、（財）医療情報システム開発センター（平成 20 年 4 月発行）：医療機器等の標準コード運用マニュアル
3) 医科器械学 第 77 巻 第 7 号別刷（平成 19 年 7 月 1 日発行）：特集 医療施設におけるバーコード・IC タグの活用−情報の標準化はどこまで必要か？
4) 一般社団法人日本医療機器学会：医療機器情報コミュニケータ（MDIC）認定制度準拠医療機器安全実践必携ガイド全 4 巻医療情報編（第 2 版）
5) 一般社団法人日本医療機器学会（2020 年 2 月 29 日開催）：第 2 回クリニカルエンジニアリング研究会「医療機器本体 GS1-128 表示による保守管理の功罪」
6) 公益財団法人日本医療機能評価機構（医療事故防止事業部）：医療事故情報収集等事業 2018 年年報

製造・流通・医療機関がデータでつながることを目指した@ MD-Net の取り組み

日本医療機器ネットワーク協会

1. 日本医療機器ネットワーク協会の紹介

　一般社団法人日本医療機器ネットワーク協会〈通称：@ MD-Net〉は 2000 年 10 月に設立された組織です。当時は、日本医療機器団体協議会〈通称：日医機協〉（現在の（一社）日本医療機器産業連合会〈通称:医機連〉）でのバーコード標準化が進んでおり、また商品データベースの検討など具体的なテーマが進展していました。

　このような状況の中、@ MD-Net は業界として取り組む情報化のテーマを実現する団体として、日医機協を設立母体・支援組織とする業界の情報化推進組織「@ MD-Net」が設立されました。一部で始まっていた EDI[*1] も業界全体の枠組みの中に取り込むという形で、@ MD-Net が始動しました。

＊1　EDI:Electronic Data Interchange、電子データ交換

　2011 年に一般社団法人化を行っていますが、目的として「当法人は、医療機器業界の流通、製造業各社及び医療機関等の情報化促進を図るため、業界として要求される IT 環境を構築し、かつ業界として共有すべき情報システム開発を行い、全体の近代化を推進することを目的とし、その目的達成のために次の事業を行う。」と定めています（図 3-1）。

1.　電子商取引による情報化促進
2.　統一データベースの開発・運営・提供
3.　トレーサビリティシステムの開発・運営・提供
4.　当法人発展のための調査・研究
5.　関係行政機関、他業界団体等との連絡調整
6.　その他、当法人の目的達成に必要な事項

図 3-1　@ MD-Net の目的

　設立当初は、EDI 事業（メーカー・ディーラー間の VAN）のみで、会員数 65 社でスタートしました。EDI 事業もシステム機能の充実や預託ビジネスなどへの適応分野の拡大を図り、また、

新たにトレーサビリティ関連などにも事業を拡大し、現在、会員数は 292 社（2023 年 2 月 1 日）となっています。

＠ MD-Net の運営は理事会が中心になっていますが、理事は社員総会にて正会員（他に、準会員、賛助会員、特別会員がある）の中から選出されます。会長および副会長は、理事会の決議によって理事の中から定められ組織運営にあたっています。

実務面は事務局で推進していますが、テーマ毎に部会が設置され会員も参加しています。各部会の代表者による運営委員会と事務局で全体の取りまとめを行うという進め方をしており、会員の声を反映できる組織運営に努めています。

2. 業界における GS1 バーコード／ RFID、UDI の取り組みの現状

バーコード、RFID 活用には業界全体の標準化が不可欠であり、業界の中では医機連の UDI 委員会が推進しています。バーコードや RFID を使うためには商品マスタが必要であり、公的な位置付けでは、（一財）医療情報システム開発センター〈通称：MEDIS-DC〉が担い、また、その情報をもとに（一社）日本医療機器販売業協会〈通称：医器販協〉が販売業向けに補完・提供するという取り組みを行っています。

＠ MD-Net が担当している業界の IT 化（EDI：データ交換など）では、標準コード使って行うことになります。バーコード等の利用が進むと標準化も図られ EDI も広まります。EDI を普及していくと標準化が浸透しバーコードの利用が進展します。そのような相互に関係の中、＠ MD-Net としては関連団体と連携しながら、業界の IT 化に取り組んできています（図3-2）。

これまで、医療機器メーカーとディーラーのデータ連携が中心でしたが、業界 IT を医療機関まで広げていくことを目指し、UDI 活用の環境整備という観点で、医器販協と協力してマスタの拡充の検討も進めています。

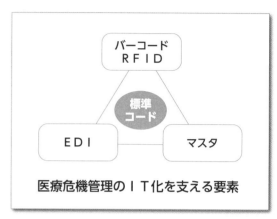

図 3-2　GS1 バーコード活用との関係

3. 活動体制

システム部会、預託運用部会、生物運用部会などテーマ毎に部会を設置した活動スタイルとなっていますが、新たな分野の取り組み課題に対しては、プロジェクト等を設置し検討を進めています。このように会員参加型の運営形式ですが、最近では継続性を重視した事務局主体の運営体制に移行しています。

メーカー、ディーラー中心の運営でしたが、最近では業界 IT の医療機関への拡充を視野に入れ、医療機関とも接点を持ち始めており、まずは有識者の指導を仰ぐということから始めています。

4. 活動内容

＠ MD-Net は会員との連携を密にした取り組みに努めており、医療機器業界でニーズの強いテーマを取り上げるようにしています。会員にもプロジェクトに参加してもらう形式で進めて

おり、医療器業界の効率化につながる共通システムを構築しています。システム運営についても実際に利用する会員企業にも加わってもらい、現場の意見を取り入れ継続的に改善を図っています。

　システム構築にあたっては、業務・ビジネスの標準化の取り組みも実施し、広く多くの企業に適応する方針で臨んでいます。

　また、共通システムの浸透や業務の標準化を推進するという観点で、会員や@ MD-Net に関心のある企業を対象に「情報化セミナー」を定期的に開催しています。この企画を通じて、@ MD-Net の活動だけでなく、業界の動向を参加者に伝えるとともに、業界各社の声を吸い上げる場ともしています。

5. 導入状況または普及状況

　当協会では設立以来、下記のような事業を展開しており、実績も積んでいます（**表 3-1**）。

1) VAN

・メーカー・ディーラー間の受発注に関する

事　業	運　用	現　状
買取 EDI	22 年	データ件数　4.4 億度数 伸び率　8.5% 伸びは堅調
預託 EDI	10 年	データ件数　1,263 万度数 伸び率　50% 増　伸びは顕著
トレーサビリティ	19 年	参加メーカー：14 社 取り扱い商品シェア：約 90%
施設マスタ提供	11 年	基本的なデータ項目による 情報提供を実施 日本アルトマーク社マスタ

表 3-1　@ MD-Net の事業と普及状況

2030 年に向けた環境認識
「医療流通における情報化の果たす役割はより大きくなる」
高齢化による医療費増加
■ 医療費適正化、ローコストオペレーション、人手不足対策が必要 ■ データを活用した更なる効率化推進
地域包括ケアの進展
■ 機能分化による、医療機関相互の情報連携の重要性の増大 ■ ＥＨＲ／ＰＨＲ化の進展（医療機器情報分野を担う）
医療技術の変化
■ 生物由来、再生医療、オーダーメード、リユースの増加 ■ 個別最適化、医療安全、トレーサビリティを支えるデータ活用進展 ■ 学会・研究機関との情報連携による医療機器開発の増加
一般社団法人日本医療機器ネットワーク協会

表 3-2　@ MD-Net の事業と普及状況

データ交換

・Web でも参加できるように機能拡充

2) 預託 EDI

・循環器領域等での預託貸出方式にも適応、眼内レンズにも拡大

3) トレーサビリティ

・生物由来製品のトレーサビリティが法律で義務化されたことに合わせてトレーサビリティシステムを構築・運営

4) 施設マスタ提供

・業界での標準化促進の一環として施設情報の基礎的な情報を提供

6. 医療機関での活用に向けた期待

　2021 年 6 月に @ MD-Net のビジョンを策定・公開しました。今後は、医療流通における情報化の果たす役割がより大きくなるという認識のもと、2030 年に向けた方向性を整理しています（**表 3-2**）。

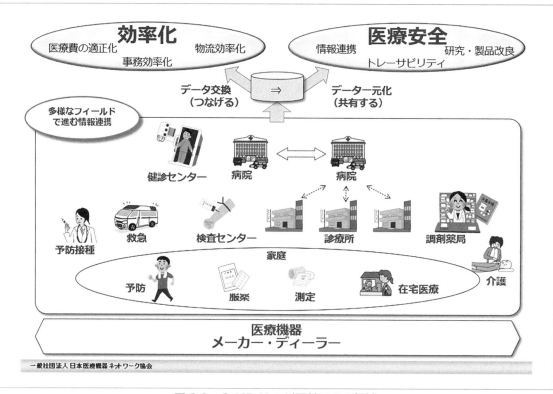

図 3-3　@ MD-Net が貢献できる領域

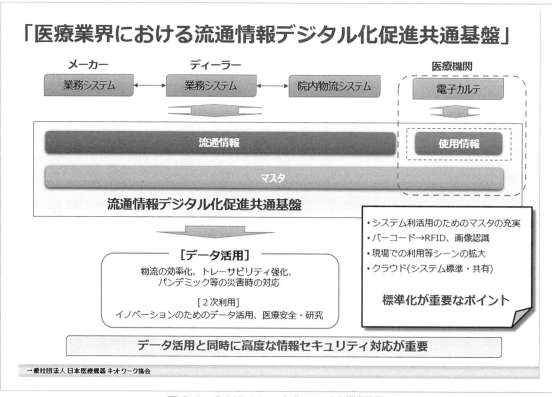

図 3-4　@ MD-Net ビジョン（事業領域）

（https://www.md-net.net/topics/vision.html）

このような環境認識のもと、@ MD-Net が貢献できる領域としては下記のように多くのフィールドが考えられ、また「効率化」だけではなく、「医療安全」の面の取り組みも必要であると考えています（図 3-3）。

今後の @ MD-Net の事業領域の方向性としては、メーカーから医療機関までを一気通貫でつなぐという考え方となっていくものと考えています（図 3-4）。GS1 バーコードや RFID が医療機関に普及しデジタル化が進むことは、この方向性に合致するもので大いに期待するところです。

これを具体化するためには環境整備も必要であり、既に、医療機関での利用を想定した商品マスタの拡充の検討を始めています。今後も、医療機器業界の変化に合わせて当協会の業界IT も進化させていきます。

7. GS1 バーコード／RFID、UDI に関する問い合わせ窓口

一般社団法人 日本医療機器ネットワーク協会（@ MD-Net 事務局）

協会ホームページ

https://www.md-net.net/precontact/

からお問い合わせください。

(日本医療機器ネットワーク協会)

販売業から見たGS1 バーコード等の義務化とその先の医療機関での利活用に向けて

日本医療機器販売業協会

販売業は、医療機関での適正な医療機器使用を支援する立場にありますが、現状としては業務が標準化されていなかったり、IT 化されていなかったり、非効率な状況にあります。医療機関のデジタル化が進むことで販売業各社の効率化が図られ、医療安全のための業務へのシフトも期待できます。そのような観点での日本医療機器販売業協会の取り組みについて報告します。

1. 日本医療機器販売業協会の紹介

一般社団法人 日本医療機器販売業協会〈通称：医器販協〉は、1998（平成 10）年 11 月、わが国唯一の医療機器販売業者の全国組織として発足しました。全国を北海道、東北、首都圏、北陸、東海、近畿、中国、四国、九州の 9 ブロックに分割し、また該当する地域には地方組織が存在しています。協会の会員は、離島など僻地を含め地域差なく全国をカバーし、「流通から医療を支える」ことを使命としています。

1）医療機器販売業の特徴的機能

一般的に販売業は、受注、納品、代金回収という機能として考えられています。しかし、医療機器の場合、それらに加え、医療機関における適正使用を支援するためのきめ細かい対応が必要です。「預託在庫管理」、「短期貸出し・持ち込み」、「立ち合い」、「修理・保守」、「緊急対応」、「不具合対応」など一般的な卸には無い業務があります（図 4-1）。

2）医療機器販売業固有業務の状況

これらの業務は製品の種類により、それぞれ特徴があり、きめの細かい対応が必要です。また、手術では、複数メーカーの医療機器を使用することも多いため、適正使用支援業務は、医療機器販売業だからこそ可能だとも言えます。一方で、医療機関との受発注は電子化されておらず、納品書等の標準化も遅れており、病院毎の対応になっているということもあります。医療機関での GS1 バーコード活用が進むこと

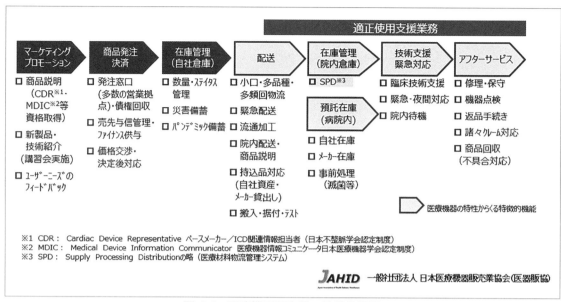

図 4-1　医療機器販売業の特徴的機能

によって、販売業での受注・納品といった業務も電子化・効率化されることにつながります。結果として、販売業としての役割である適正使用支援業務のウエイトを高めることができるようになることが期待できます。

2. 医療機器販売業における GS1 バーコード／ RFID、UDI の取り組みの現状

　販売業においては、メーカー各社から送られてくる商品の受け入れや、医療機関への納品の記録などでのバーコード利用はかなり進んでいます。最近では、RFID の活用も一部で始まっています。

　しかしながら、医療機関も含めて、より活用を広げていくためには、「より多くの商品にバーコードが適切な形で表示されること」と、「バーコードを利用するために必要な商品マスタの強化」という環境整備が必要であり、医器販協としてもこれらの課題への対応を進めています。

3. 活動体制

　医器販協では、分野ごとに部会や委員会を設置していますが、情報分野については「情報部会」がその役割を担っており、その中に「情報部会 WG」が編成され、実務者を中心とした活動もあります。協会役員を中心とした大局的・中長期的な視点と、現場中心の実務的な観点での両面の取り組みになっています。

　また、テーマ毎に関係する業界の各組織と連携を図り、より実効性の高い体制作りを進めています。

4. 活動内容

　GS1 バーコードは、メーカーで表示がされ、流通段階で販売業もそれを活用します。納品された医療機器に表示されているバーコードは、医療機関で院内の物流管理や機器の使用情報の記録などに使われることになります。販売業は医療機関と同様に GS1 バーコードの利用者です。

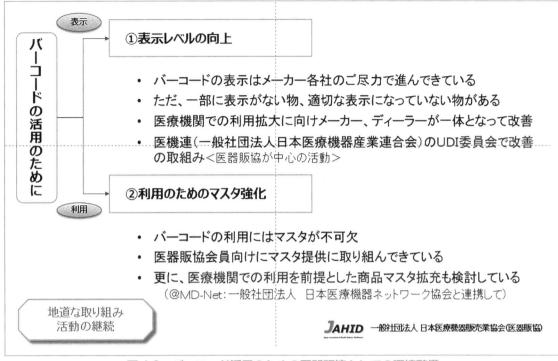

図 4-2　バーコード活用のための医器販協としての環境整備

医器販協は、医療機器業界の中で、利用者の立場として、①バーコード表示レベルの向上、②利用のためのマスタ強化という両面でのバーコード利用環境の整備を推進してきています（図 4-2）。

1) バーコード表示レベルの向上

　流通におけるバーコード利用は以前より始まっており、今ではそれが定着しています。バーコード活用は販売業の業務において不可欠のものとなっています。

　一般社団法人日本医療機器産業連合会〈通称：医機連〉の UDI 委員会の活動の中で、利用者の立場として、現場での課題認識をメーカーに伝えるとともに改善の要請を進めてきています。

2) 利用のためのマスタ強化

　バーコードを利用するためには、読み込んだ

時にその商品を特定するためのマスタ情報が必要です。医器販協では、医療機器業界においてバーコード表示が始まった初期の段階から、商品マスタの取り組みも行っています（関係団体である日本医療機器販売業協会システムプロジェクト〈ただし、令和 4 年 6 月、一般社団法人医器販協データベースセンターと改称〉中心の活動）。

　メーカー各社は、一般財団法人医療情報システム開発センター〈通称：MEDIS-DC〉の医療機器データベースに商品情報を登録しますが、その情報を販売業で使いやすいように補完して、販売業各社に提供しています。さらに、医療機関での利用も念頭に置いた商品マスタの拡充を、一般社団法人日本医療機器ネットワーク協会〈通称：@ MD-Net〉と連携して検討しています。

5. 導入状況または普及状況

　販売業の医療機器の管理としては、医療安全の面から製造ロットの入出荷記録が必要なものもあります。生物由来製品では、製造ロットを含む納品情報をメーカーに報告するということも義務付けられています。当然ではありますが、医療機器には有効期限が設定されており、販売業としてはその観点での入出荷・在庫管理が必要となります。

　管理の仕方としては、様々なやり方はあるものの、医療機器は多くの種類があり、流通量も非常に多いため、商品に表記されているロット・有効期限を有効活用するのが最も効率的です。

　そのような状況で取扱量の多いところを中心に、多くの企業でバーコード利用は浸透していますが、医器販協としては、前述の活動などにより、さらなる利活用促進に努めています。

6. 医療機関での活用に向けた期待

　医療機関で使用する医療機器のコードは、病院個別のコードであり、メーカーや販売業で使用する標準統一コードとは異なる場合がほとんどです。また、医療機関からの発注は、FAXや電話が大部分で、発注書の様式や商品名の呼び方も医療機関により異なります。一部の医療機関においては、病院独自の指定納品書が存在し、中には手書きのものもあります。

　多品種少量の医療機器を極めて短い納期（翌日納品が求められることが多い）に、正確に流通させる必要がある中、医療機関毎に異なる独自のコードや商品名を的確に処理するために、多くの人的労力と高い人的能力に依存せざるを得ない状況にあります。

　商品に表示される「標準バーコード」が、多くの医療機関で活用され、そのコードによりITでつながることができれば、販売業として

も受注業務などで効率化を図ることができます。業務の効率化だけではなく、電子化により間違いを大幅に削減でき、効率良く確実に業務を行えるようになります。

　その結果、医療機器の適正使用を支援するということへの業務シフトも進められ、医療安全の面でもより貢献ができることになります。標準 GS1 バーコードの活用が多くの医療機関に広がることの意味は、医療全体の効率化だけではなく、医療安全の向上という観点でも意義は大きいと言えます。

　また、医療機関も含めて業界全体が標準のGS1 コードでつながることで、トータルな IT 活用も期待できます。これからは、効率化だけではなく、さらなる医療安全という観点でこのようなことが進んでいくでしょうが、一部では既に動きがあり、イノベーションが始まっているとも言えます。

　下記はその具体例になります。
■ SIP スマート物流（図 4-3）
　整形・循環器領域を中心に、RFID を活用したメーカーから医療機関までの情報連携
■ コロナ禍での PPE（個人防護具）リスト活用（図 4-4）
　パンデミック時の PPE 商品の安定供給のための商品情報活用

　医器販協は、サプライチェーンの中心に位置する存在であり、医療機関とメーカーの橋渡しができます。今後も、デジタル化・標準化という観点で、業界全体のトータルなソリューションについて、医療機関、メーカーなどと一緒になって考え、業界のイノベーションにつなげていくことを目指しています。

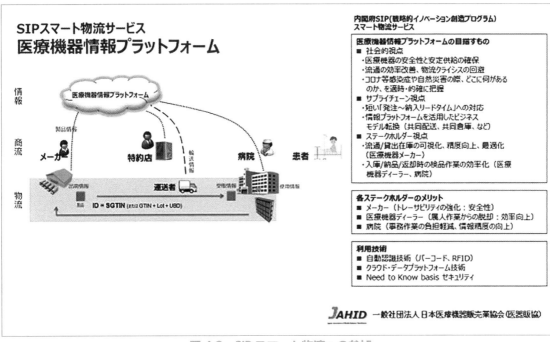

図 4-3　SIP スマート物流への参加

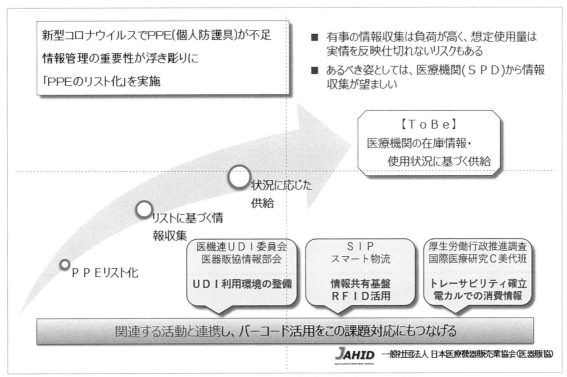

図 4-4　コロナ禍での PPE（個人防護具）リスト活用

7. GS1 バーコード／RFID、UDI に関する問い合わせ窓口

一般社団法人日本医療機器販売業協会

事務局

https://www.jahid.or.jp/contact

からお問い合わせください。

（日本医療機器販売業協会）

参考資料 - 5

SPD 業務における
トレーサビリティ確立

日本 SPD 協議会

1. 日本 SPD 協議会の紹介

　一般社団法人日本 SPD 協議会は、医療機関における医療材料・医薬品などの医療製品の物流管理業務（いわゆる SPD 業務）を通して、医療製品等の流通、在庫・消費管理、トレーサビリティなどに関する知識の普及、人材育成および調査研究を行うとともに、SPD 業務を通して、病院経営などの改善に資するものとし、医療の向上に寄与することを目的として設立されました。

　当協議会の設立の母体は、1999 年 3 月、17 社が参加した「日本 SPD 研究会」（任意団体）です。同研究会では、100 回余りの講演会、研究会を開催し、SPD およびその周辺領域の研究、啓発を重ねてきました。そして、関連する業界、行政からのお勧めもあり、2017 年 12 月に一般社団法人化いたしました。

　主たる事業は、

　1) SPD に関する調査研究事業、

　2) SPD に関する研究会・研修会等の開催、

　3) SPD に関する教育、人材育成および資格認定事業、

　4) SPD に関する機関誌および図書等の発行、です。

　現在、法人会員 25 社、個人会員 8 名、賛助会員 5 社、医療機関個人会員 5 名、名誉・特別会員 14 名、関連事業団体 2 団体となっています。

2. 業界における GS1 バーコード／ RFID、UDI の取り組みの現状

　SPD 事業を展開している会員各社における、GS1 バーコードの利活用につき、情報収集、意見交換を行っています。

　各社とも GS1 バーコード表示のある製品は入荷の段階から、バーコードリーダーによる読み込み、読み込んだ情報（使用期限、ロット、シリアル番号等）をサーバへ格納することを実施しています。

その後の流通においては、そのままGS1バーコード表示を利用する方法と、SPD事業者独自のインハウスコードを附番し、そのバーコードを表示する方法とがあります。

SPDサービスの対象物品は、必ずしもGS1表示が義務付けられている物だけではなく、薬機法上の医療機器に該当しない医療材料、衛生材料、日用雑貨品、印刷物、薬剤部扱いとならない医薬品、試薬などがあります。SPD倉庫内や医療現場で行われる一連の物流作業（発注、入荷、入庫、分割、出庫、出荷、配置、消費情報の取得、補充データの生成など）の多くは、パートタイム労働者によるものです。その作業において、GS1表示品はGS1バーコードを、JAN表示品はJANバーコードを、その他はインハウスコードを読み込むという、作業者の判断行為が発生します。そのため、業務の効率化を阻害するとともに、精度にも影響が出ることがあります。また、製品の梱包には製造国のバーコード、輸入後に貼付されたバーコード、卸売業者により貼付されたバーコードと、複数のバーコードが貼付されています。

物流業務の基本、「6つのない」（持たせない、待たせない、歩かせない、判断させない、探させない、書かせない）のうち、「判断させない」ために、作業者が「インハウスコードだけを読み込む」という単純化を行っています。インハウスコードには、GS1から取得した情報が継承されており、事実上、GS1のデータを利用していることになります。

医療現場では、医療機器、医療材料の回収指示が発生することがあります。回収情報を入手した場合、端末からの検索により、当該製品のロット、シリアルのレベルでステータス（在庫場所、数量、使用されたかどうか、どの部署で使用されたかなど）がリアルタイムに把握でき、速やかに回収をすることができます。

SPD事業者が提供する付帯サービス業務に、手術室やカテ室における物品管理業務があります。そこでは使用された医療機器を、ロット、シリアル単位で患者との紐付けのデータを生成、提供しています。医療現場近くでの業務ですが、医療行為ではありませんから、できる限り専門職である医療従事者（以下、有資格者）からタスクシフトすることが望ましいと考えています。「トレーサビリティの確立」の視点から、優良なシステムによるSPDを提供している事業者へ業務を委託することにより、有資格者からその管理業務を開放することが可能となります。

単回使用の医療機器、医療材料を大量に使用する急性期病院においては、その管理を優良なSPD事業者に委託することは、医療安全、経営効率に大きく寄与するものと考えます。

RFIDは一部のSPD事業者がカテ室管理などで実験的に使用しています。しかし、単価数円の消耗品を多く取り扱うSPD事業においては、自社によるRFIDの全面的な活用は現実的ではないと考えます。

3. 活動体制

当協議会では、理事会および事務局による講演会、研究会の企画、運営を行っています。

SPD事業従事者の質を維持、向上するためにSPDに関わる資格制度を企画中であり、「資格制度部会」として活動しています。

SPDのサービス業務は、事業者により多くの付帯業務があり、また、医療機関の要望、依頼によっても新たなサービスが発生します。これらを一元的に把握した情報がないため、「調査部会」を設け、医療機関、およびSPD事業を展開している企業へのアンケート調査を行っています。

4. 活動内容

コロナ禍以前は、病院、物流現場、医療器製造業などの見学会を実施してきました。しかし、残念ながら この 3 年間ほどはこの活動ができない状況であり、そのため、オンラインによる講演会、研究会活動にとどまっています。

2020 年度に「医療機関における物品管理（SPD）実態調査」を実施し、2020 年 12 月に報告書としてまとめました。

2021 年度には、SPD 事業者の実態調査を行い、2022 年 2 月に報告書を発刊しました。

5. 医療機関での活用について

医療機器、材料のトレーサビリティについては、有資格者の業務負担軽減のために、SPD へ管理を委託することが、医療安全、医療経営効率化に大きく寄与するものと考えています。

一方、2020 年度に実施した「医療機関における物品管理（SPD）実態調査」において、医療機関の管理部門の危惧として、「SPD 任せで、院内に医療機器およびその管理についての知識、経験が蓄積されず、職員が育たない」と言う意見が多くありました。医療機関では、SPD 業務について自院での実態を把握し、適切な管理、交渉ができる人材の育成、確保が望まれます。

医療機関では、医薬品の管理については、ゲートキーパーとして薬剤部、薬剤部長がおり、監査や調剤に当たり、GS1 が活用されています。また、患者への投薬においても、看護師による 3 点認証など、医療安全管理上、有資格者が医療行為を行う際に GS1 バーコード表示が活用されています。

一方、医療機器、医療材料の管理、使用に当たっては、有資格者が GS1 バーコード表示を確認したり、活用したりするシーンが存在する

でしょうか。医療機器、医療材料などは「使いたいものが、使いたときに、適正な状態でそこにある」ことが医師、看護師の要望です。この状態を維持するための業務を有資格者が行う必要はありません。良質の物流管理ができる SPD 事業者に委託することが効率的であると考えます。

GS1 バーコードは、事後的に「医事会計にデータを送る」、「物品補充のデータを取得する」などのために使用されますが、これも有資格者が行う必要はないと考えます。

「医療の質、安全を担保し、業務と経営を効率化するためには、だれが、どのシーンで、GS1 を利活用すればよいのか」を考えると、SPD に何ができて、どのように運用されているかを把握、管理できる、医療機器の窓口担当部署、担当者を確立することが重要と考えます。

6. GS1 バーコード／ RFID、UDI、SPD に関する問い合わせ窓口

一般社団法人日本 SPD 協議会

〒 113-0034　東京都文京区湯島 3-3-4
　　　　　高柳ビル 3F

TEL：03-5812-4191

e-mail：office@spdjapan.org

協議会 HP からもお問い合わせください。

https://www.spdjapan.org/

（日本 SPD 協議会：菊地公明）

医療自動認識プロジェクトの医療業界バーコード／ RFID の取り組み

日本自動認識システム協会

1. 日本自動認識システム協会の紹介

1) 協会設立の目的

一般社団法人 日本自動認識システム協会（JAISA）の目的は、「自動認識機器及びそれに関連するソフトウエアに関する調査研究、規格の立案及び標準化の推進、普及及び啓発等を行うことにより、製造、物流、流通等のシステムの効率化及び高度化の推進を図り、もって我が国経済の発展及び、国民生活の向上に寄与する」です。

2) 協会活動

・自動認識システムに関する普及啓発
　①部会・委員会の開催と運営、
　②自動認識総合展の開催（東京・大阪）、
　③自動認識セミナーの開催と運営、
　④自動認識システム大賞の審査員会の開催と運営、

　⑤ウエブサイトによる協会活動の報告掲載と各種情報提供、
　⑥会報誌「JAISA」、情報技術誌「JAISA NOW」の発刊を行っています。

・人材育成
　①自動認識技術者資格試験の開催と運営を行っています。

・標準規格立案・策定と標準化推進・普及
　①国際標準規格「ISO/IEC」関連規格の立案・策定、および改訂の実施と普及、
　②国内標準規格「JIS」関連規格立案・策定及び改訂の実施と普及、
　③上記 1、2 の推進の為の受託事業、補助事業、自主事業の展開を行っています。

・調査・研究
　①自動認識市場に関する統計調査報告者の作成と報告、
　②RFID 電波関連調査研究、
　③バイオメトリクスに関する調査研究を行っています。

・業界関連団体・関連省庁との交流

①業界として解決すべき課題の発見・解決のための体制構築、
②関連省庁への業界の最新情報や要望の発信、
③会員企業に向け、関連省庁における最新情報を展開、
④新分野との接点開拓による、会員企業の事業領域拡大に寄与しています。

3) 事業活動内容

最新動向をお知らせしております。

・自動認識技術者資格試験

バーコードや RFID、バイオメトリクスに代表される自動認識技術は、社会インフラとして浸透しております。自動認識技術の普及啓発および業界の今後のさらなる発展のため、技術者の育成、増強支援のため、2004 年 10 月に資格認定制度をスタートさせました。

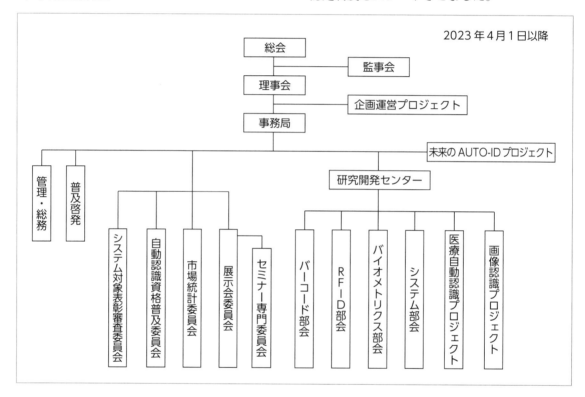

・自動認識総合展

国内唯一の自動認識技術・ソリューションの専門展示会として、ユーザーの皆様が抱える課題に、新製品・新技術を用い、最適なソリューションを提供、「安全」「安心」「信頼」のソリューションを体験いただける場として毎年、東京、大阪にて開催しています。同時に自動認識セミナー（医療関係者による最新の医療業界におけるバーコード／ RFID の動向などの情報提供も実施）や、自動認識システム大賞受賞作品の発表など、多くの来場者の方々に自動認識技術の

・部会活動

「RFID 部会」、「システム部会」、「バーコード部会」、「バイオメトリクス部会」と、それぞれの自動認識技術に関する部会活動の中で、情報共有、調査研究を進め、各々の市場の成長と普及促進のための活動を進めています

・プロジェクト

「医療自動認識プロジェクト」、「画像認識プロジェクト」、「未来の AUTO-ID プロジェクト」の 3 つのプロジェクトが活動中です。

医療自動認識プロジェクトは、医療用医薬品

や医療機器への GS1 バーコードの医療市場での幅広い利活用促進を目指します。また、今後市場拡大が想定される福祉・介護・在宅医療等の地域包括ケアシステムへの自動認識技術の利活用促進に向け、各部会活動を越えて広く横断的な組織活動で本プロジェクト参加企業のみならず、すべての企業への情報発信、情報共有により、積極的な対応を実施しています。

医療自動認識プロジェクトメンバー

（2023 年 3 月現在）

◆プロジェクト長　白石　裕雄
　サトーヘルスケア株式会社
◆副プロジェクト長　浅野　壮介
　東芝テック株式会社
◆副プロジェクト長　田井中　秀人
　アイニックス株式会社

IDEC AUTO-ID SOLUTIONS 株式会社
アイニックス株式会社
アイメックス株式会社
株式会社イメージャー
ウイン・パートナーズ株式会社
エース工業株式会社
エイブリィ・デニソン・ジャパン株式会社
株式会社エス・アール
SG システム株式会社
オカベマーキングシステム株式会社
キヤノンファインテックニスカ株式会社
小林クリエイト株式会社
サトーホールディングス株式会社
山京インテック株式会社
株式会社シフト
ダイオーエンジニアリング株式会社
帝人フロンティア株式会社
株式会社テララコード研究所
株式会社デンソーウエーブ
東芝テック株式会社

日本電気株式会社
株式会社野村総合研究所
株式会社パトライト
株式会社フェニックス
株式会社マーストーケンソリューション
株式会社宮川製作所
ユタカ電気株式会社
株式会社 Uni Tag

2. 業界における GS1 バーコード /RFID の取り組みの現状

1) GS1 バーコードの取り組み状況

　医療自動認識プロジェクトは 2000 年頃、医機連（当時は、日本医療機器関係団体協議会＝日医機協の略称）が、医療機器製品に対して GS1 バーコード表示を進めるためのガイドライン作りに取り組んでおり、その参加がスタートとなりました。医療機器製品は種類が多く、形状も大小様々です。また、医療機器メーカーの企業規模も大手から中小まで数多く存在し、ガイドラインが定めた GS1 バーコード表示をいかに正しく製品に表示していただくか、その啓蒙・普及に取り組みました。このプロジェクトメンバーはバーコードプリンターメーカーやバーコードスキャナメーカーなので、ガイドラインが示す GS1 バーコードの表示や読み取りが適正に運用できるよう情報を共有し、展示会などへ出展して情報発信を続けています。

2) RFID の取り組み状況

　RFID 部会などの情報共有から、RFID の利点、欠点を見極め、適正な利用促進を支援しています。RFID は、2006 年頃にはバーコードに変わる次世代自動認識技術として、一括読み取りや、遠隔読み取りなどの利点のみに注目が集まりました。ところが、電波の特性により想定

した読み取りができず、注目度は一気に下がりました。ここ数年、RFID の利点、欠点を十分に理解した上での利活用が進み、医療業界でも導入の検討が進み出しました。当プロジェクトは、RFID 部会と密に連携を取り、これらの導入支援を実施しております。

3. 活動内容

1) プロジェクト会議開催
2022 年度 6 回のプロジェクト会議を実施

2) 医療関連情報の共有
・（一社）米国医療機器・IVD 工業会（AMDD）RFID ガイドライン
・経済産業省 RFID 実証実験報告会
・医機連　UDI 部会　運用分科会　報告
・国立国際医療研究センターにおけるトレーサビリティ研究班　報告

3) セミナー
・EPC　Modernization（GS1 Japan）
・添付文書電子化を中心とした薬機法改正概要説明（日本製薬団体連合会）

4) 医療トレーサビリティ活動支援
・医療機関向けバーコードスキャナ読み取り検証実証実施（NCGM の購入 18 台で医療材料医薬品に表示されている各々 10 種の GS1 読み取り性能比較実施
・RFID 導入・活用手順書作成 WG 立ち上げ RFID 部会 17 社 22 名、オブザーバーとして GS1 Japan と AMDD が参加

5) 医療用医薬品新バーコード対応リスト改訂
掲載機種数 8 社、69 機種、第 9 版

4. 医療機関での活用に向けた期待

医療自動認識プロジェクトのこれまでの活動は、医療機器メーカーに GS1 バーコードや、GS1 推奨のフォーマットでの RFID 貼付の促進を中心に進めてきました。改正薬機法の後押しもあり、GS1 バーコードの表示は着実に進みました。また、卸業者や SPD での活用も広がっています。

これからは医療機関内で、GS1 バーコードや RFID を活用して、医療の安全と効率化がより一層進むことに期待をしています。医療自動認識プロジェクトが 2000 年頃から一貫して目指しているのは、メーカーが表示した GS1 バーコードや RFID を医療サプライチェーンで活用して目視による取り違えなどの防止や、トレーサビリティーシステムの構築により、万が一製品にトラブルが起きた場合、迅速に回収ができ、その原因をいち早く特定、改善するという医療の安全と効率化の実現です。今後も最新の事例の情報共有や、GS1 バーコード、RFID の普及阻害要因を一つずつ解決していく取り組みを続けてまいります。

5. GS1 バーコード /RFID、UDI に関する問い合わせ窓口

https://www.jaisa.or.jp/inquiry.php
事務局 03-5825-6651
平日 9:00 ～ 17:00
（日本自動認識システム協会〈JAISA〉白石裕雄）

医薬品産業界における GS1 バーコード／RFID、UDI の取り組みの現状

日本製薬団体連合会

1. 日本製薬団体連合会の紹介

日本製薬団体連合会（以下、日薬連）は、医薬品製造業者を会員とする地域別団体（東京、大阪など各都道府県に所在する 16 団体）、および業態別団体（医療用、一般用など各業態別による 15 団体）により構成する連合会で、1974（昭和 23）年 10 月 16 日に設立されました。

本会は医薬品工業の発展に必要な事項について調査研究し、業界の公正な意見をとりまとめ、その実現に努力するとともに、会員相互の親睦、連絡および啓発をはかり、会員たる傘下団体構成員の事業に共通の利益を増進し、もって医薬品工業の健全なる発達、ならびに国民生活の向上に寄与することを目的としています。

本会では上記目的を達成するため、以下のような事業などを行っております。

①関係資料を蒐集し、傘下団体を経て会員に提供し、または公刊すること。

②委員会、審議会および懇談会などの設置に

より、業界の共通事項について調査研究し、企業運営の刷新、製薬技術の振興をはかること。

③業界の公正な与論を取りまとめ、決議を行い、必要に応じて政府、またはその他の関係機関に意見を具申すること。

④医薬品およびその原材料の品質の改善、規格の改良または生産、もしくは流通の能率向上をはかること。

⑤機関誌の発行ならびに講演会、研究会、懇話会および見学会などを開催すること。

2. 日薬連における GS1 バーコード／RFID、UDI の取り組みの現状

1) GS1 バーコードの表示について

2006 年に厚生労働省から「医療用医薬品へのバーコード表示の実施要項」が通知され、2008 年 9 月から特定生物由来製品および生物由来製品の各包装単位への新バーコード表示品

の出荷が始まりました。2012 年には、その他の内用薬、注射薬、外用薬へのバーコード表示について通知されています。2016 年の通知では、販売包装・元梱包装については、変動情報を含んだ新バーコードを表示すること、その表示の措置（特段の事情がある場合を除く）は、2021年4月以降に出荷する製品に必須とすることが示されました。

その後、2019 年 12 月に公布された改正薬機法では、医薬品、医療機器または再生医療など製品を特定するための符号として、バーコード表示または二次元コードの表示の義務化（2022年12月施行）が決まりました。この義務化においては、従来は対象外であった医療用麻薬製品、臨床試用医薬品および再生医療など製品への表示も義務化され、バーコードを利用した医療安全、流通の効率化、トレーサビリティの強化がさらに進むことになります。日薬連では、これら規制の動きについて適宜傘下団体への周知や各企業における実態調査を行ってまいりました。改正薬機法の施行を受け、引き続き行政機関への確認および傘下団体への周知を行うとともに、医療関係者の利活用状況や流通当事者の課題などについての把握・研究も実施しています。

2) RFID について

日薬連では、RFID のような新たな技術の活用検討は常に意識すべき重要事項と認識し、現状の把握を行っております。一方で、現時点では特殊な流通管理が必要となる一部の製品を除き、医薬品流通では GS1 バーコードやその他の技術の組合せによる効率的な流通管理が実用化されております。医薬品流通は、医療機器のように大量の類似製品の長・短期貸出やその返却、預託品として医療機関納品後も販売管理を必要とする流通ではないことから、RFID 貼付に伴う現時点での流通関係者全体で考えた場合のメリットは、限定的であると考えています。

まずは、GS1 バーコードの利活用推進と課題の確認を中心に活動していきたいと考えております。

一方で、2021 年 7 月に開催された第 31 回医療用医薬品の流通改善に関する懇談会では、RFID について、将来の活用も見据えた場合の規格の統一などを検討しておくことが重要との意見もあり、これらの検討に際しては、当団体としても参加していきたいと考えています。

3) UDI について

UDI 規制の対象範囲は医療機器であり、医薬品での取り組みについては、現時点では具体的に申し上げられる段階ではないと考えておりますが、引続き状況の把握・分析に努めて参ります。

3. 日薬連における活動体制

日薬連では、改正薬機法において 2022 年 12月施行となったバーコード表示義務化のフォローアップを行うべく、日薬連流通問題連絡会内にバーコード利活用流通検討プロジェクトを設置し、関連情報の収集や行政機関への確認、および傘下団体への周知などを行っています。

また、改正薬機法において、2021 年 8 月に施行された添付文書の電子的方法による提供の原則化（符号として、GS1 コードを使用）を踏まえ、日薬連・医機連・GS1Japan の 3 者で、アプリ開発準備委員会を設置（2021 年 9 月にアプリ普及委員会に改称）しました。

その他、薬制委員会・品質委員会・流通問題連絡会・安全性委員会安全使用検討部会において、傘下団体代表者によるバーコードに関連する活動を行っています。

4. 日薬連における活動内容

バーコード利活用流通検討プロジェクトでは、2022 年 12 月施行となったバーコード表示義務化への対応ならびに業界団体としてのガイドライン更新に向けた取り組みを行っております。

アプリ開発準備委員会～普及委員会では、医機連・GS1Japan の 3 者で医療従事者向けモバイル端末用の GS1 コード読み取りアプリ「添文ナビ」を共同開発し、厚生労働省・PMDA の助言も得て普及・啓発活動を行っています。安全性委員会安全対策情報部会発行の DSU：DRUG SAFETY UPDATE（医薬品安全対策情報）には、2021 年 9 月より、医薬品の GS1 バーコード掲載を開始し、医療用医薬品の「使用上の注意」など改訂に関する情報を網羅的に掲載

し、全国約 24 万 2,000 件の医療機関へ直接郵送しています。

関連して、薬制委員会では、錠剤など識別コードの維持管理および審査登録の推進、品質委員会では、GQP・GMP に関する問題点などの意見調整、および行政機関との折衝、流通問題連絡会では、医療用医薬品バーコード標準化ならびに関連する流通対応の推進、安全性委員会安全使用検討部会では、医薬品使用の安全対策に関する事項の検討などを、傘下団体代表者により行っています。

その他、厚生労働省「医療用医薬品の流通改善に関する懇談会」には、日薬連傘下の製薬協および GE 薬協の流通適正化委員会から委員を派遣しています。医薬品の取り違えなど、医療現場で発生した事故情報の収集・分析・評価・対策などについて、PMDA が主管する「医薬品・

【調査結果一覧】

（1）調剤包装単位

医療用薬品の種類	MEDIS-DC データベース登録割合	新バーコード表示割合		
		商品コード	有効期限	製造番号又は製造記号
特定生物由来製品	100.0%（100.0%）	100.0%（100.0%）	100.0%（100.0%）	100.0%（100.0%）
生物由来製品（特定生物由来製品を除く）	94.1%（92.5%）	100.0%（100.0%）	20.9%（※20.6%）	20.9%（※20.6%）
内用薬（生物由来製品を除く）	98.1%（98.5%）	100.0%（100.0%）	0.6%（※0.3%）	0.6%（※0.3%）
注射薬（生物由来製品を除く）	98.5%（99.0%）	100.0%（100.0%）	1.8%（※1.7%）	1.8%（※1.7%）
外用薬（生物由来製品を除く）	94.2%（93.0%）	100.0%（100.0%）	3.7%（0.9%）	3.7%（0.9%）

（2）販売包装単位

医療用薬品の種類	MEDIS-DC データベース登録割合	新バーコード表示割合		
		商品コード	有効期限	製造番号又は製造記号
特定生物由来製品	100.0%（100.0%）	100.0%（100.0%）	100.0%（100.0%）	100.0%（100.0%）
生物由来製品（特定生物由来製品を除く）	94.6%（93.4%）	100.0%（100.0%）	100.0%（100.0%）	100.0%（100.0%）
内用薬（生物由来製品を除く）	98.0%（99.3%）	100.0%（100.0%）	85.1%（67.2%）	85.1%（67.2%）
注射薬（生物由来製品を除く）	98.5%（99.0%）	100.0%（100.0%）	88.1%（72.8%）	88.1%（72.8%）
外用薬（生物由来製品を除く）	94.8%（94.2%）	100.0%（100.0%）	67.8%（41.6%）	67.8%（41.6%）

（3）元梱包装単位

医療用薬品の種類	新バーコード表示割合			
	商品コード	有効期限	製造番号又は製造記号	数量
特定生物由来製品	100.0%（100.0%）	100.0%（100.0%）	100.0%（100.0%）	100.0%（100.0%）
生物由来製品 （特定生物由来製品を除く）	100.0%（100.0%）	100.0%（100.0%）	100.0%（100.0%）	100.0%（100.0%）
内用薬 （生物由来製品を除く）	96.2%（93.0%）	94.7%（90.0%）	94.7%（90.0%）	94.7%（90.0%）
注射薬 （生物由来製品を除く）	97.7%（94.4%）	96.5%（92.4%）	96.5%（92.4%）	96.5%（92.4%）
外用薬 （生物由来製品を除く）	90.6%（83.2%）	86.8%（76.6%）	86.8%（76.6%）	86.8%（76.1%）

注1：（ ）は前回調査結果（令和元年9月末時点）
注2：　　は必須表示だが、表示の実施時期が令和3年4月（特段の事情のあるものは令和5年4月）出荷分から表示
注3：　　は必須表示
注4：「※」は昨年の報告に一部誤りがあったため、再計算し訂正

（4）新バーコード表示の対応完了見込時期（令和2年9月末時点）

包装単位	令和2年度上記までに既に完了	表示対応の完了見込時期			未定	計
		令和2年度下期	令和3年度中	令和4年度中		
販売包装単位	73社	127社	3社	1社	0社	204社
元梱包装単位	123社	70社	3社	0社	0社	196社

注1：令和3年3月までに対応完了見込と回答のあった製造販売業者は、令和2年度下期に区分した。
注2：対応完了見込時期が未定と回答のあった製造販売業者は計4社（販売包装単位4社及び元梱包装単位3社で3社は重複）で、令和3年度中に完了見込みの3社は、製造委託先や設備メーカーとの調整に遅れが出たことや製造中止予定だった製品を方針転換により製造継続したことで対応に遅れが生じているとしており、令和4年度中に完了見込みの1社は、新型コロナ治療薬として海外で最終梱包したものを輸入販売しているが、安定供給・供給リードタイムを優先にしているため、現段階では非対応としている。
注3：元梱包装単位で製品を出荷していない製造販売業者は8社。

再生医療など製品安全使用対策検討会」に安全性委員会から委員を派遣し、実効性を持つ現実的な対策を検討・提案しています。厚生労働省委託事業「医療現場におけるUDI利活用推進事業に係る実態調査・検討」にも、日薬連から委員を派遣しています。

　このように、日薬連では、行政・他産業団体と連携し、委員会活動、各種研究会・講習会、刊行物・通知などを通じ、各製薬企業が積極的にバーコードへの取り組みを実施・推進できるよう、啓発に努めています。

5. バーコードの導入状況または普及状況

　厚生労働省「医療用医薬品へのバーコード表示の実施要項」に基づくバーコード表示率は以下の通り（厚生労働省発表「医療用医薬品における情報化進捗状況調査」（2020年9月末時点））です。日薬連では、改正薬機法が施行される2022年12月を待つことなく、2016年に改正・通知された措置について、2021年4月まで（特段の事情があるものは2023年4月）、実施するよう推進してきました。

6. 医療機関での活用に向けた期待

　医療用医薬品への表示が進んだバーコードですが、各製薬企業、卸、そして医療・調剤の現場において幅広く活用されてこそ、医療界全体

における医薬品情報管理、流通の効率化、取り違え防止、使用記録の追跡といった価値の発揮につながると考えており、今後も利活用が促進されていくことを期待しております。

　また、今般の薬機法改正で GS1 バーコードが添付文書と紐づいたことにより、電子化スキームの中にバーコードなどを組み込み、医療従事者の皆様が様々な最新の医薬品情報へ瞬時にアクセスすることが可能となり、医薬品の安全性確保と医療安全の両面での貢献に繋がるのではないかと考えております。この取り組みによって、最終的に、患者様へ医薬品の安全・安心を届けることへ貢献できることを期待しております。

7. GS1 バーコード／RFID、UDI に関する問い合わせ窓口

日本製薬団体連合会
住所　〒 103-0023
　　　　東京都中央区日本橋本町 3-7-2
　　　　MFPR 日本橋本町ビル
TEL：（03）3527-3154（代表）
FAX：（03）3527-3174
　　　　　（日本製薬団体連合会：折井孝男）

参考資料 - 8

医療トレーサビリティによる医療の質と効率の向上および安定供給の確保に向けて

米国医療機器・IVD工業会

1. 米国医療機器・IVD工業会の紹介

　一般社団法人米国医療機器・IVD工業会（以下、AMDD）は、主として米国に拠点をおく、または米国でビジネスを行う医療機器や対外診断用医薬品（IVD）を扱っている企業の日本法人など70数社によって構成される工業会で、2009年に設立されました。すべての人が最適な治療方法を選択できる日本社会を実現すべく、会員企業は最新の医療技術（治療技術および診断技術）の導入と関連情報の発信を行っています。

　AMDD会員企業は、国内販売額ベースにおいて、日本における医療機器流通量の約7割を占め、製品の輸入販売だけに留まらず、国内で研究開発や製造も行っています。また、日本で開発製造された部品を製品に活用するなど、日本の医療機器産業との密接な協力関係を築いてきました。修理・メンテナンス施設をはじめ

とする国内の拠点はほぼ全都道府県に広がり、日本が医療機器開発の最先端で居続けられるよう貢献しています。

https://amdd.jp/

2. 業界におけるGS1バーコード／RFID、UDIの取り組みの現状

　医療機器業界において、バーコード、RFID、UDIの表示およびデータベース登録は、医療安全の向上・トレーサビリティの確保・流通の効率化を実現するためにも重要な取り組みと捉えています。

　業界では、1990年代よりGS1-128バーコードによる（有効期限やロット番号などの）表示と医療機器データベースへの登録が進められてきました。2008年に厚生労働省発出の「医療機器等へのバーコード表示の実施について（医政経発第0328001号）」で、GTINと併せて有効

期限やロット番号などを GS1-128 バーコードで表示することが推進されたことをきっかけに、この動きがさらに加速しました。

また、2005 年頃より、バーコードよりも一度に複数のタグを読み込め、スキャナとの間に障害物や距離があっても、非接触で情報認識・照合ができる RFID を採用する企業が出始め、2018 年からはさらに拡大してきています。

この他、米国での GS1-128 バーコードを使用して、製品の有効期限やロット番号を表示するほか、データベースへの登録の義務化をきっかけに、この取り組みを採用する国が欧州・アジア圏にも広がっています。グローバル・ベストプラクティスを導入・先導すべく、日本国内においては医機連と連携を図りながら、UDI の在り方について検討を行っています。

3. 活動体制

AMDD では、分野や機能ごとに委員会を設置し、価値ある医療テクノロジーと情報をお届けすることを目指し、その環境づくりを行うために各種委員会にて活動を行っています（図8-1）。

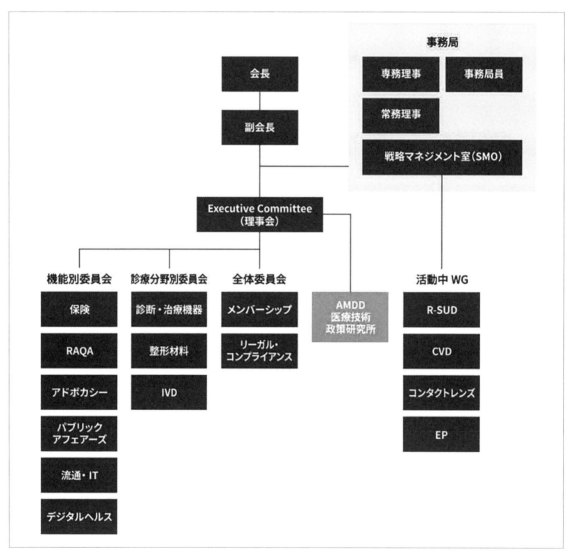

図 8-1

トレーサビリティの実現や、RFID・バーコードの活用については、「流通・IT委員会」が中心となり、診療分野横断的な対応を検討しています。

この委員会の下に、「RFID実運用検討小委員会」を設置し、RFID運用に向けた具体的な指針作成などを行っています。

また、整形材料に特化したRFIDやバーコードの活用については、「整形材料委員会」下の「整形材料委員会流通・ITWG」が取り組んでいます。

薬機法上で求められるUDI（バーコード）等の規制の在り方については、「RAQA委員会」が、人工関節登録調査をはじめとするレジストリー（患者登録制度）については、学会が主体となって対応しており、AMDD会員企業も賛助会員として支援しています。

4. 活動内容

流通・IT委員会では、医療機器流通の改善と効率化に必要な要件と要素技術を検討・評価し、それらがAMDD会員企業に広く普及するため、以下のような活動を行っています。

①行政から提示される医療機器流通に関わる要件を検討し、各企業において実施可能な方策を策定。

②RFID、AI、RPAなどの流通効率向上を可能にする要素情報技術を評価し、実装のための方策を策定。

③EDI、クラウドベースデータプラットフォームなど、流通の自動化を可能にする情報技術の評価と実装のための方策を検討。

④より効率的な医療機器流通を促進するた

め、病院、ディーラー、および行政や他の業界団体とのコラボレーションおよび意見交換を実施。

AMDDでは、RFIDの利活用により、製造販売業者、代理店・特約店、医療機関における作業の効率化向上とともに、患者さんの安全と安心へとつなげていくことを可能とするために、2019年5月1日、医療機器に貼付するRFIDタグの「書込み情報」については、GS1推奨フォーマットを使用すること、併せて「通信周波数帯」として、UHF帯を推奨形式とすることを決定しました。

この活動は、流通・IT委員会の前身となる、2018年10月に結成されたRFID Working Groupによって、AMDD加盟23社の参加を得て、医療機器に貼付するRFIDタグの「書込み情報」と「通信周波数帯」に関する推奨方式を議論し、2019年3月に「GS1推奨フォーマットとUHF帯の使用をAMDD推奨形式とする」との結論を理事会に答申、同月の理事会で承認されました。

書込み情報	EPCに商品情報 – SGTIN96またはSGTIN198 Userエリアに Packed Object でロット番号, 有効期限
通信周波数帯	UHF帯

https://amdd.jp/other/rfid/

また、RFID実運用検討小委員会にて「電子タグ利用に関するガイドライン」を作成しました。

https://amdd.jp/wp-content/uploads/2021/02/rfid.pdf

RFIDのみではメリットが限られているため、AMDDでは

SIP スマート物流に参画して医療機器流通データ基盤の構築に取り組んでいます。

内閣府戦略的イノベーション創造プログラム（SIP：エスアイピー）
https://www8.cao.go.jp/
cstp/gaiyo/sip/

戦略的イノベーション創造プログラム（SIP）2 期「スマート物流サービス」
https://www.pari.go.jp/sip/
index.html

SIP スマート物流サービス データ基盤（医療機器プロトタイプ）https://www.pari.go.jp/
sip/htdocs/doc/projecta2/projecta2-3nric.
pdf

5. 導入状況または普及状況

バーコード：現在出荷するすべての製品において GS1-128 のバーコードを表示しています。また、医療現場にて使用されている特定保険医療材料にはほぼ 100% 表示されています。

RFID：整形分野では人工関節では市場の約 70% 以上の製品が貼付しており、循環器分野においても貼付する企業が増加しています。

6. 医療機関での活用に向けた期待

　AMDD は、RFID やバーコードを活用した IoT などのデジタル・ソリューションの導入が医療の質、医療の効率性の向上、安定供給の実現に繋がると考えています。医療現場のニーズに合わせた形でのデータ提供および連携を実現させるべく、今後も医療機関を含めた関係者と

連携し活用が進むことを期待しています。

　例えば、整形分野においてはメーカーから医療現場まで RIFD を活用したデータ連携を行うことにより医療事故の防止、手術に必要な医療材料の手配・医事請求・患者登録（レジストリーへの登録）の効率化、精度の高いリアルワールドデータの蓄積・活用が可能となると考えています。

　整形外科手術時のインプラントに関連した事例としてオーダー絡みの医療事故が 5 年間で 15 件報告されています（公益財団法人 日本医療機能評価機構「医療事故情報収集等事業」第 51 回報告書）。

https://www.med-safe.jp/
pdf/report_2017_3_T003.pdf

　整形外科領域では、患者ごとに適した製品を埋植する必要がありますが、多くの場合、サイズの計測は術中に行うため、術前に使用するインプラントが決められず、数多くの製品を準備しておく必要があります。術式にもよりますが、例えば、人工関節置換術の場合、200 〜 300 個もの製品を準備します。複数社の製品を組み合わせて行う手技もあります。

　このため使用予定の製品は、病院在庫や、複数業者の倉庫などバラバラの場所に保管されていて、手術直前に納品してもらいます。本報告書によると、この 15 件の医療事故では、使用予定のインプラントがあると思い込み手術を開始したが、実際にはインプラントがなかったため手術時間が延長した事例や、誤ったサイズのインプラントを挿入した事例などが報告されています。従来はダブルチェック・トリプルチェックなど人海戦術により安全性の維持に努めていましたが、RFID やバーコードを活用することにより、効率的に高い精度で製品管理を行うことができるようになりました。

　具体的には、症例 ID と製品の RFID やバーコードを連携させることで、病院に直接納品す

る製品や病院に保管している製品を移動させる際に、どの製品がどの手術患者のためのものかを、簡単に識別・確認することができます。

また、病院に保管してある製品も RFID やバーコードを活用することにより、在庫の確認や補充を簡単に行うことが可能となりました。このように IoT 技術を活用することにより、物流クライシス（配送難やコスト高騰）下でも安定供給を担保し、また今後労働人口が減少する中においても医療安全を維持するために労力をかけず、安全性を担保することが可能となります。

なお最近は、人工関節置換術をはじめとした、いわゆる「待機型手術」に当たる整形外科領域においては、CT などの診療情報を事前に共有することで、ソフトウエアなどを活用した術前プランニングを通じて、使用する製品を絞り込むことが技術的に可能となってきています。

前述したように、RFID やバーコードと症例 ID を連動させることにより、手術時（使用時）に正しい製品が使用されていることを簡単に確認することはもちろんですが、患者に使用された製品を手術時に簡単に記録することが可能となりました。製品と患者を紐づけた医療トレーサビリティの確保は、データの二次利用にも大きく貢献することが期待できます。

現在、人工関節学会では人工関節レジストリ登録を行っており、患者情報は、カルテとは別の症例報告書にマニュアル入力することで登録しています。これらの登録に必要なデータ項目を、電子カルテ等の院内システムと一緒にデザインすることにより、自動的・簡単にデータの収集・保存ができるようになると考えられます。

また、迅速に集計・解析し発表することができるだけでなく、リアルワールドデータにおいて長期の有効性・安全性を、医療従事者の労力を最小限にしつつ、持続的に評価することができます。超高齢化社会の日本では、整形分野の

人工関節や循環器分野のステントなどのインプラントは、体内に挿入されてから 20 〜 30 年以上機能しています。日本人医師の高い技術により埋植された医療機器のトレーサビリティが容易に確保できるようになれば、日本での長期アウトカムを世界に発信することや、日本での医療機器開発に資することも期待されます。

7. GS1 バーコード／ RFID、UDI に関する問い合わせ窓口

一般からのお問い合わせは、米国医療機器・IVD 工業会（AMDD）まで。
https://www.amdd.jp/contact/general/

（米国医療機器・IVD 工業会：河合誠雄）

参考資料 - 9

JAHIS における GS1 バーコード／ RFID、UDI の取り組みと普及状況

保健医療福祉情報システム工業会

1. 保健医療福祉情報システム工業会の紹介

一般社団法人保健医療福祉情報システム工業会：Japanese Association of Healthcare Information Systems Industry （以下、JAHIS〈ジェイヒス〉）は、保健医療福祉情報システムに関する標準化の推進、技術の向上、品質および安全性の確保を図ることにより、保健医療福祉情報システム産業の健全な発展と、健康で豊かな国民生活の維持向上に貢献することを目的に、1994 年に設立された団体です。

JAHISでは、先述した目的を達成するために、次の事業を行っています。

(1) 保健医療福祉情報システムの技術の向上および品質、安全性の確保に関する調査、研究ならびに業界、ユーザーへの普及
(2) 保健医療福祉情報システムの標準化と、その普及への技術的観点からの参画

(3) 業界の健全な発展を目的とする、政策・制度等に関する意見具申
(4) 研究会、講演会、研修会、展示会を通じた知識の交流と普及
(5) 海外との交流、国際協調の推進
(6) 保健医療福祉情報システム工業統計の整備
(7) 政府の政策への協力（委託事業、補助事業等）
(8) 法令、基準等の周知徹底
(9) その他本会の目的達成に必要な事業

また、本会の趣旨に賛同する保健医療福祉情報システム提供者、およびこれに関連する事業を営む法人（主な業種：コンピュータメーカー、システムインテグレーター、ソフトハウス、画像システムメーカー、光ディスク・ＩＣカード・光カードおよび関連機器メーカー、医療機器メーカー、情報処理サービス会社、その他）を会員とし、現在、会員数 373 社（2021 年 10 月 1 日現在）、売上高業界カバー率 90％以上の団体として活動しています。

保健・医療・福祉の分野における情報化の推進は、産業界だけで成し得ることが困難であり、産官学がそれぞれの役割の中で協調して実現していくことが重要であるため、JAHIS はその考え方に基づき、定期的に会員、関連団体、関係機関に向けて提言を発信しています。

具体的な取り組みについては、JAHIS の Web サイトで公開していますので、ご覧ください。

https://www.jahis.jp/

2. JAHIS における GS1 バーコード／RFID、UDI の取り組み

JAHIS では、上記の通り、「保健医療福祉情報システムの標準化と、その普及への技術的観点からの参画」の事業の 1 つとして、「HIS 向け医療材料マスターの提供ガイド」[*1] を策定し、JAHIS 技術文書として制定し、標準バーコード活用の普及支援の取り組みを実施しています。

HIS 向け医療材料マスターの提供ガイドは、保健医療福祉分野において、MEDIS-DC（一般財団法人医療情報システム開発センター）の標準マスターだけではなく、カスタム製品や預託品の管理などに用いられる中間業者から供給された医療材料マスターを病院、クリニックなどの医療機関内において、各種情報システムに取り込む際の要求事項と実装方式を定めたものです。保健医療福祉分野システム向けに医療材料マスターの提供ガイドを標準化することで、医療材料マスターの取り込む実装方式の統一化がはかられ、医療機関内における標準コードの利活用を促進します。

また、同ガイドの項目の 1 つとして説明され

ている「5. ローカルコードの利用ガイド」では、バーコードシンボル（JAN コードや GS1 識別コードをバーコード化した JAN シンボルや GS1 バーコード）を積極的に利用する場合を想定して、「バーコードシンボルが無い材料など」に施設内（あるいは、HIS インフラを共有しているグループ医療機関を含む）において、JAN コードや GS1 識別コードの体系を踏襲した識別コード（バーコードシンボルや RFID）を付番するルール作りについて提示しています。

例えば、流通業で JAN コードが無い品物については、「インストアマーキング」と呼ばれるコード体系が利用できるよう定義されており、同ガイドでは、このルールを利用して、医療機関がローカルコードを JAN コードの形式でバーコード化することを考慮し、JAN コードの先頭 2 桁：プリフィックスに「20」を適用することを推奨しています。併せて、医療機関内で利用するコードとしては十分な桁数の確保が必要なことから、**表 9-1** のようにインストアマーキングのコード体系の 1 つである PLU タイプのコード体系を使用することで、商品アイテムコードに 10 桁の数字を割り当てることが可能であることを示しています。なお、詳細については、HIS 向け医療材料マスターの提供ガイドをご参照願います。

* 1：ttps://www.jahis.jp/standard/detail/id=533

UDI については、保健医療福祉情報システムの提供側として、その動向などについて所属ベンダーに周知活動を行っています。

3. GS1 バーコード／RFID、UDI の導入状況または普及状況

JAHIS に参加している企業に対して、医療

表9-1　インストアマーキングのコード体系

コード体系		違い
PLU	桁 | 1 | 2 | 3 | 4 | 5 | 6 | 7 | 8 | 9 | 10 | 11 | 12 | 13 | プリフィックス　　商品アイテムコード　　チェックデジット	予めバーコードシンボルのコードをコンピュータシステムに登録しておき、マスターを検索することにより価格情報を取得する。 ※ PLUは、Price Look Up の略
NonPLU	桁 | 1 | 2 | 3 | 4 | 5 | 6 | 7 | 8 | 9 | 10 | 11 | 12 | 13 | プリフィックス　商品アイテムコード　価格　チェックデジット	生鮮品など、バーコードシンボルに価格を含むことを想定したコード体系。

※ 上記コード体系には、短縮タイプを記載していない。

機関に導入されたシステムなどにおける GS1 バーコード / RFID、UDI の導入状況、または普及状況についてアンケートを実施したところ、下記の回答が得られました。

■各社のシステムにおいて、バーコードの対応は進んでいるが、RFID への対応は進んでいない。

■利用可能なコードについては、まだベンダーの多くが GS1 コードに対応している状況とは言い難い。

■バーコードもしくは RFID を利用できる機能としては以下の通り。

◆輸血業務（患者認証、血液製剤の払い出し）

・輸血をする前に、患者へ払い出された血液製剤に間違いが無いかどうか、血液製剤のバーコードを読取りチェックしています（医療安全）。

・医師が発行した輸血オーダーに対し、血液製剤のバーコードを読み取り、払い出します（入力作業効率化）。

◆実施入力（手術／注射／血液浄化／輸血／放射線／内視鏡／処置）

・手術などの実施入力において、医薬品などのバーコードを読み取り、物品コード・ロット番号を実施情報として保存します（トレーサビリティ、入力作業効率化）。

◆医薬品・医療材料の有効期限チェック

◆医事請求への連携

■バーコード、もしくは RFID を利用できるシステムなどとしては以下の通り。
電子カルテシステム、看護勤務システム、透析管理システム、臨床検査情報システム、医事会計システム、院内物流管理システム（材料）、医薬品在庫管理システム、注射薬払い出し装置

■具体例として、臨床検査部門での体外診断薬の商品コード、ロット番号、有効期限の管理に GS1-128 の活用や、薬局から医薬品の払い出し、注射薬ピッキング装置でのバーコードの読み取りなどの回答もあった。

4. 医療機関での活用に向けて期待すること

医療機関におけるバーコード、電子タグ（RFID）の運用面の標準化も併せて検討することによって、「医療関連業界全体でのデジタル化の取り組みの推進」に繋がると期待しています。特に、医薬品や医療機器の識別コードについては、現場最適で導入が進んだことにより、様々なコード（レセ電算コードやYJ コード、HOT コード、GS1 識別コードなど）が存在しています。それらの統一化を検討し、医療現場の運用と共に標準化することによって、医療現場のデジタル化がさらに促進され、作業負担の軽減や医療安全の強化と同時に医療の質の向上に繋がるものだと考えます。

5. GS1 バーコード／RFID、UDI の普及などに関して、国に期待すること

標準化の実現について、ローカルコードから標準コードへの置き換えは必ずしも一対一にならないため、マッピングに対する指針の整備が必要であり、ローカルコードを見直すことに対する医療機関の理解と体制も必要と考えます。

また、ローカルコードと標準コードの対応表を医療機関毎に個別に維持・管理することは、医療機関の負荷などの面で現実的ではない場合もあることから、国が主体となり、電子カルテなどの要求により、標準コードを返却するサービスを立ち上げ、標準コードを維持管理する組織で運営し、公開することが有効と考えます。

さらに、産業界や医療業界は新しい技術やシステムを積極的に導入し、活用することは重要です。しかしその一方で、レガシーへの対応といった課題もあります。国には、それらに挑戦する産業界や医療機関を支援するとともに、インセンティブを与えるような制度の構築を期待します。

併せて、高度情報化社会を担う人材の育成やキャリアアップ支援、国民全体のリテラシー向上に繋がるような、教育や啓発活動については、国が推進役となり、産業界、医療機関と連携・協力して取り組むべきと考えます。

6. お問い合わせ

JAHIS のホームページより記入してください。

https://www.jahis.jp/
contact/

（保健医療福祉情報システム工業会：
後藤孝周、井上貴宏、新垣淑仁、友澤洋史）

医療材料統合流通研究会が目指す医療機器トレーサビリティ

医療材料統合流通研究会

1. 医療材料統合流通研究会の紹介

当研究会は、患者安全の推進と医療全体の効率化に向けて、製造から医療機関の現場の中までを対象とした統合的かつ標準的な医療材料・医療機器のトレーサビリティ、およびメディカルロジスティクスの確立を目的としています。臨床で使用されるまでの流通全体のトレーサビリティデータと診療情報の統合により、新たな医療機器の開発や市販後の調査など、医療機器のイノベーションの促進と医療安全の確立、効率的な医療材料物流の実現を目指しています。

この目的達成のために次の研究・事業を行っています。

(1)医療現場における医療機器消費情報の効率的な収集
(2)院内物流管理の標準化・効率化・高度化
(3)製造・流通・医療機関（医療現場まで）の物流管理の統合
(4)医療機器に関する製造・流通・消費情報の一元化とその有効活用
(5)医療機器管理の効率化を進めるためのツールの開発、マスタデータの情報整備、ノウハウの提供・支援
(6)講習会、講演会等の実施
(7)その他当法人の目的達成に必要な事業

研究会の取り組みは 2018 年から始まっていますが、2022 年 5 月 31 日に法人化し、「一般社団法人 医療材料統合流通研究会」として活動を本格化しております。

2. GS1 バーコード／ RFID タグ活用、トレーサビリティ確立のための取り組み

標準（GS1）バーコードの表示が義務化されるなど利用のための環境整備が進みつつあり、臨床現場での使用物品の記録も進んできていま

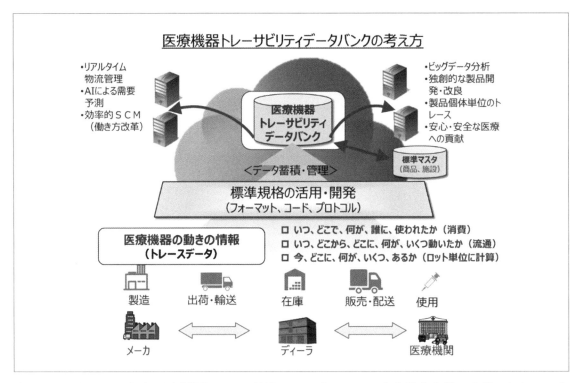

医療機器トレーサビリティデータバンクの考え方

・リアルタイム
　物流管理
・AIによる需要
　予測
・効率的ＳＣＭ
　（働き方改革）

医療機器
トレーサビリティ
データバンク

・ビッグデータ分析
・独創的な製品開
　発・改良
・製品個体単位のト
　レース
・安心・安全な医療
　への貢献

標準マスタ
（商品、施設）

＜データ蓄積・管理＞

標準規格の活用・開発
（フォーマット、コード、プロトコル）

医療機器の動きの情報
（トレースデータ）

□ いつ、どこで、何が、誰に、使われたか（消費）
□ いつ、どこから、どこに、何が、いくつ動いたか（流通）
□ 今、どこに、何が、いくつ、あるか（ロット単位に計算）

製造　　出荷・輸送　　　在庫　　　販売・配送　　使用

メーカ　　　　　　　　　ディーラ　　　　　医療機関

す。しかしながら、多くの医療機関にこの利活用が広まっていくにはまだ課題も多く、時間を要する状況にあると言えます。特に、現状では、個々の医療機関において、電子カルテの改修が必要となるなど、医療機関に一定程度の負担が生じるのが実情です。そこで、費用および導入負荷を極力抑え、普及を促進するために、バーコード、RFID利活用のための機能や仕様の標準化を含め、電子カルテベンダーと連携しつつ相互理解のもと活動を進めています。

加えて、トレーサビリティの観点からは個々の医療機関だけの仕組みではなく、流通を担うディーラーや製造を担うメーカーとの共通理解が必要で、それぞれのデータを共通言語、すなわちGS1標準での情報の集約化が必要です。本研究会では、医療機関と産業界での協調体制を前提とした取り組みを進めています。

RFIDタグの利活用も広まりつつありますが、新たな技術の有効活用によって大きなメリットを出していくためには医療現場に適したソリューションや活用方法が大切です。医療現場

の声がこのような技術を持つ企業に伝わるようにしていくことも重要なことと考えています。

3. 活動体制

トレーサビリティの確立には多くの関係者が一堂に会し、議論していくことが重要で、当研究会はそれを推進するための場にもなっています。

医療機関・大学等の研究機関を始め、医療機器関連の企業（製造、流通、院内物流など）、医療機器業界の業界団、標準コードや自動認識等の推進団体、電子カルテベンダーを含むIT企業など様々な分野の会員が参加し、議論を進めています。

このような体制で、製造から医療機関現場までを対象とした統合的な流通を目指した検討と医療安全や医療イノベーションに向けたトレーサビリティデータの利活用の検討を進めています。

4. 研究会の活動

　医療機関や医療機器関連の企業では同じような課題を抱えており、当研究会では会員相互の情報交換や共通する課題のディスカッションなどを定期的（月に1回）に行っています。

　また、会員間のネットワークも活用し、個別の相談・アドバイスなど協力体制も進んでいます。さらに、それぞれの業態や医療機関の実情を把握するための見学会も開催しています。

　このような共通課題についての検討などに加えて、研究会の目標に向けた実践として下記の2つの実証事業への取り組みも行いました。

　これらは実証実験だけに終わらず、多くはその後の改良を経て実用化されております。

①経済産業省の「医療機器トレーサビリティ
　データバンク利活用実証事業」（2018〜19年）
［主な実証内容］

- 電子カルテにおける標準バーコードを利用した実施入力機能の改善

- カテーテル室における実施入力・RFIDタグ活用による棚在庫のリアルタイム把握
- トレーサビリティデータバンクの試作

②第2期戦略的イノベーション創造プログラム（SIP）「スマート物流サービス」（2020年）
［主な実証内容］

- RFIDタグによる一般医療材料の受入れ検収
- 整形インプラント品貸出の受渡し管理、使用実績記録でのRFIDタグ活用
- データバンクを活用した院内外の情報連携の試行

5. 医療機関での活用に向けた期待

　研究会では、「医療機器トレーサビリティデータバンク」の考え方を軸として、これまで研究・検討を進め実証実験なども行ってきました。今後は、これまでの実績をベースとしたイノベーションの流れを作ることで医療機器トレーサビ

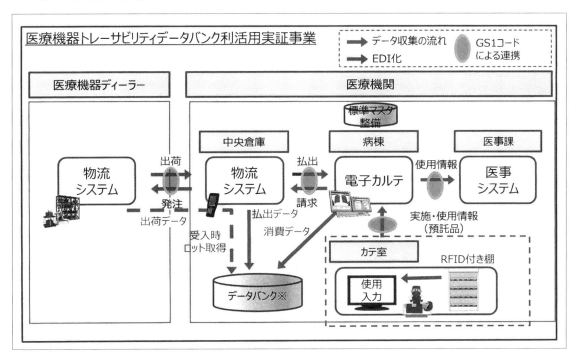

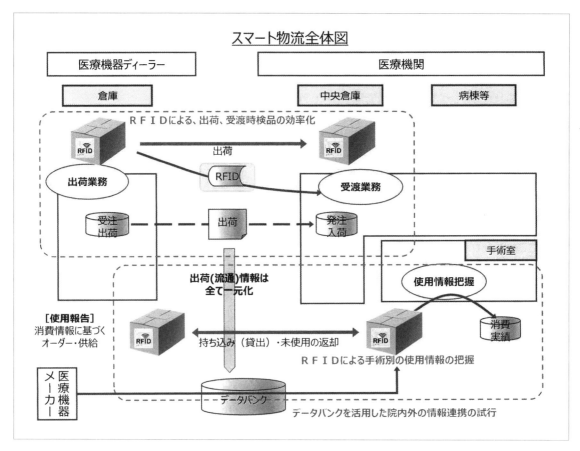

スマート物流全体図

リティを確立し、医療安全・効率化につなげることを目指して取り組んでいきます。

　これまでの活動によって得られた情報・ノウハウは、研究会だけではなく、広く医療機関・企業にも伝え、この取り組みを加速させていくことが重要です。より多くの医療機関・企業が本研究会の活動にご理解いただき、この活動の輪を広げていければと考えおります。

6. お問い合わせ

　お問い合わせはホームページよりお願い致します。

https://med-databank.jp/

　　　（事務局：田尻　裕）

あとがき

　本書は、令和2年度から2年間実施した厚生労働行政推進調査事業費補助金地域医療基盤開発推進研究事業「医療機関における医療安全および業務効率化に資する医薬品・医療機器のトレーサビリティ確立に向けた研究」の研究報告書および研究成果を、医療機関の読者にもわかりやすいように大幅に加筆修正し、編集しなおしたものです。

　研究班では、2年間にわたり、基礎的な内容から、各病院が取り組む最先端の事例などを共有してきました。さらに、利活用促進のため、RFIDからロット番号や有効期限を容易に取り出すソフトウェアを開発し、無償提供も行ってきました。

　本書の企画のもととなった研究班において、常にアクティブに活動していただいた研究班の先生方に感謝するとともに、研究を支援いただいた厚生労働省医政局研究開発振興課、本研究に関心を持っていただきました医政局経済課の方々に感謝申し上げます。

　また、多数の班員の困難なスケジュール調整を行い、毎回の班会議の準備とスムーズな進行のために議事を調整いただいた研究助手の川田あや氏、横田雅子氏、松岡桃氏にあらためて感謝申し上げます。

令和5年7月28日
著者を代表して　**美代　賢吾**

バーコード／ RFID の活用と医療 DX

定価 2,970 円（本体 2,700 円 + 税）

2023 年 8 月 30 日　初版第 1 刷発行

監　修　　美代　賢吾
編　集　　一般社団法人 医療材料統合流通研究会
発行者　　藤原　大
デザイン・DTP　　株式会社プラス・ワン
印刷所　　株式会社丸井工文社

発行所　　株式会社 篠原出版新社
〒 113 0034　東京都文京区湯島 3-3-4 高柳ビル
電話（03）5812-4191（代表）
郵便振替 00160-2-185375　e-mail: info@shinoharashinsha.co.jp
URL: https://www.shinoharashinsha.co.jp

ISBN 978-4-86705-819-0　C3047 Printed in Japan